—— 卡莱-热尔曼 ——

瑜伽运动解剖书

掌握瑜伽中的肌肉运动原则

—— 〔法〕布朗蒂娜·卡莱-热尔曼◎著　韩梓沂◎译 ——

ANATOMIE
POUR
LE YOGA

北京科学技术出版社

著作权合同登记号 图字：01-2018-2136

图书在版编目（CIP）数据

瑜伽运动解剖书 /（法）布朗蒂娜·卡莱－热尔曼著；韩梓沂译. — 北京：北京科学技术出版社，2020.3

ISBN 978-7-5304-8934-5

Ⅰ.①瑜… Ⅱ.①布… ②韩… Ⅲ.①瑜伽—运动解剖 Ⅳ.① R161.1 ② G804.4

中国版本图书馆 CIP 数据核字 (2019) 第 295343 号

瑜伽运动解剖书

作　　者：	〔法〕布朗蒂娜·卡莱－热尔曼	译　　者：	韩梓沂
策划编辑：	孔　倩	责任编辑：	周　珊
责任印制：	李　茗	图文制作：	天露霖文化
出 版 人：	曾庆宇	出版发行：	北京科学技术出版社
社　　址：	北京西直门南大街 16 号	邮　　编：	100035
电话传真：	0086-10-66135495（总编室）		0086-10-66113227（发行部）
	0086-10-66161952（发行部传真）		
电子信箱：	bjkj@bjkjpress.com	网　　址：	www.bkydw.cn
经　　销：	新华书店	印　　刷：	北京宝隆世纪印刷有限公司
开　　本：	710mm×1000mm　1/16	印　　张：	13
版　　次：	2020 年 3 月第 1 版	印　　次：	2020 年 3 月第 1 次印刷

ISBN 978-7-5304-8934-5/R · 2717

定价：89.00 元

前　言

　　我曾经是一名舞者，后来又教了很多年舞蹈，在这个过程中，我积累了很多与运动直接相关的解剖学知识，于是我选择做一名运动治疗师。几十年来，我接触过各个流派的瑜伽教学者和瑜伽练习者。他们参与了我的"运动与解剖学"实验：铺上瑜伽垫，在自己面前摆一个人体骨架模型，观察人体骨架模型的脊椎；或在英雄体式中观察自己膝关节的位置、落地点的位置等。

　　后来，针对他们的需求，我专门开设了一系列瑜伽运动解剖课程。这些课程既包括理论知识、动作解析，也包括各种体式的实践练习，以及为某些体式而做的特殊准备。随着瑜伽领域不断扩展、丰富和变化，课程的内容也不断更新。

　　经过长久的积累，这些瑜伽课程成为一个有趣的实验课题，通过一系列研究，我有了新的发现，渐渐揭开了瑜伽这项古老技艺的神秘面纱。

　　在这个过程中，大家希望我写一部专门介绍瑜伽运动解剖的作品。瑜伽体式的分解过于复杂，于是，我选择了一个重要的主题：各个姿势中的肌肉是如何运动的，每块肌肉在运动中又发挥着什么样的作用。

　　这本书可以帮助大家了解肌肉的不同状态，不但使瑜伽教学更加清晰，而且为练习者提供一个新的练习视角。

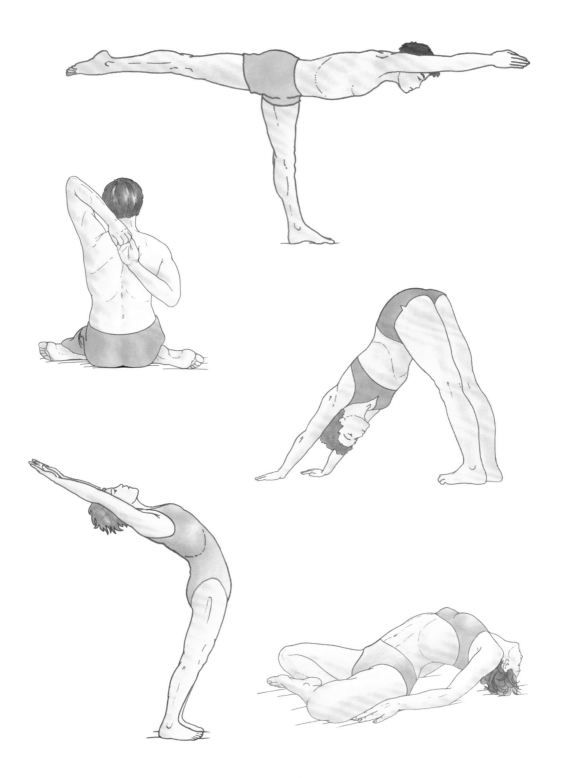

说　明

本书包含这些内容

本书从多个角度向读者展示了运用不同肌肉共同完成的瑜伽姿势。希望通过一个姿势的详细讲解，让读者了解某块肌肉在这个姿势中的作用，事实上，一块肌肉在一系列姿势中的作用往往是相同的。

· 按主题分类，每个主题围绕每种具体情况讨论姿势、肌肉、需要保护的区域等。
· 在这些主题的前后讲解相关的基本概念。
· 主题中所涉及的问题都配有一系列相应的姿势图解。

不必按顺序阅读本书，读者可以根据自己面临的问题，阅读相应部分的姿势指导。

本书参考了我的另一部作品《运动解剖书》

本书的重点不是讲解解剖学的基础知识，而是展示解剖学知识在不同的瑜伽体式中是如何运用的。当然，在必要的时候，我会提到一些和主题息息相关的解剖学知识。

建议读者将本书和我的另一本书《运动解剖书：运动者最终要读透的身体技能解析书》（简称《运动解剖书》）配合着看，因为那本书里详细讲解了解剖学的基础知识。我在本书的相应位置为大家标出了本书具体内容所涉及的解剖学知识在《运动解剖书》中的页码。

本书并不是一套瑜伽姿势详解

书中列举一些姿势，是为了让大家观察和了解在这些姿势中肌肉是如何运动的，在其他的姿势中，你或许要让肌肉进行同样的运动。

本书也不是一本单纯的学习瑜伽的教材

本书所展示的姿势不是按照从易到难的顺序，我并没有考虑所举例子中姿势的难易程度。本书只是为了展示在不同情景下，如何从肌肉运动的角度学习瑜伽。

主题清单

本书由 43 个主题组成，大家可以按主题进行阅读，建议通过本书所举的具体例子观察瑜伽练习中的肌肉运动。

每个主题包括这些内容

- 该主题和解剖学的关系。
- 具体体式分析。
- 各种瑜伽练习。
  - 肌肉的功能。
  - 肌肉的拉伸。
  - 肌肉的触摸定位。
  - 需要注意的姿势细节。
  - 进阶姿势。

如何使用这本书

每个主题都用图文结合的形式进行阐述，根据不同的写作特点，分为两大类：体验练习和体式分析。其中，体验练习又分为两种情况。

●●●   *体验练习*：首先讲解理论知识，再针对该主题提供一些小练习。

●●●   *体验练习*：将理论知识讲解贯穿于具体的练习介绍中。

◉   *体式分析*：分析每个主题所列举的体式如何完成，在这些体式中肌肉是如何运动的。此部分不是具体的瑜伽练习指导。

书中常用的解剖学名词

在本书中，我常把"上肢"称为"手臂"，"下肢"称为"腿部"。

"大转子"，股骨上侧隆起的地方，是多个髋部肌肉的附着点，也会被经常提到。

骨盆部分的讲解中，常出现"髂前上棘"。书中还提及了"前倾"和"后倾"，这两个词是用来形容骨盆活动的。当我们站立、前倾时，髂前上棘会向前下方移；后倾时，髂前上棘会向后上方移。

瑜伽体式的命名

瑜伽体式的法语名称和梵语名称因流派而异。为了不让文章过于冗长和晦涩，本书混合使用了多种命名体系，不再一一说明。

目　录

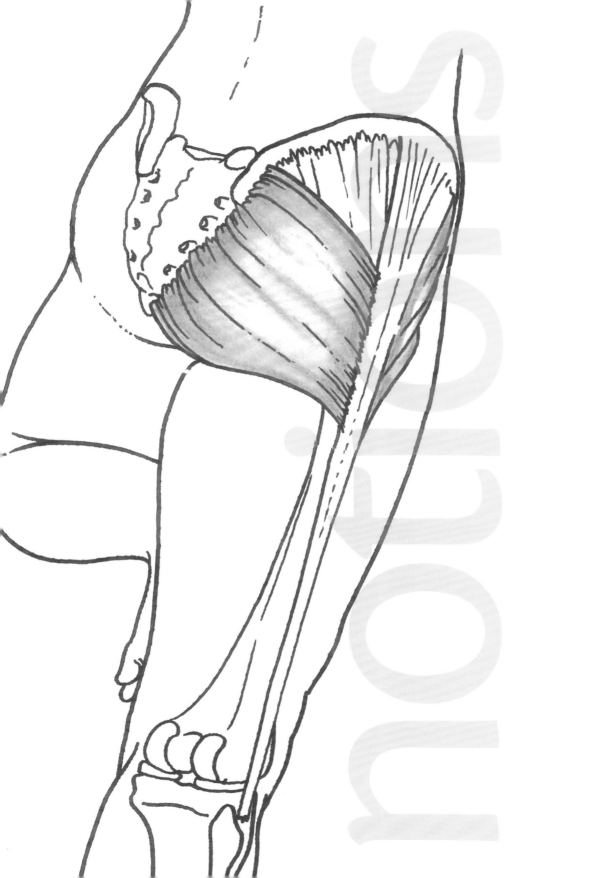

关于肌肉的基本概念

　　本部分主要介绍与肌肉相关的概念，以及肌肉是如何运动的。这里并未对这些内容进行全面、深入的讲解，只是涉及了一些必备的基本知识，以便大家做些知识储备，更好地理解后文。

什么是肌肉

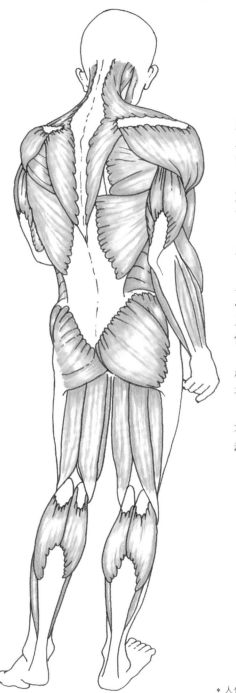

肌肉是一种组织，属于人体的四大组织*之一。一个组织由人体中具有某一特定功能的细胞组成。

对肌肉组织来说，这个特定的功能就是"收缩"。

书中提到的肌肉

人体肌肉根据功能特性可以分为三大类：心肌、平滑肌（这两类在本书中并未涉及）和骨骼肌。骨骼肌主要附着在人体骨骼上，牵拉骨骼使其产生运动。

根据形态学特点，肌肉可以分为横纹肌和平滑肌。心肌和骨骼肌都属于横纹肌。

本书只观察骨骼肌在一些瑜伽体式中的运动情况。

*人体的四大组织为上皮组织、结缔组织、肌肉组织、神经组织（有时还会加上第五大组织：血液组织）。

横纹肌的宏观结构

虽然人体的肌肉多种多样、大小不同、形态各异，但它们有一个共同的特点：用肉眼可以观察到肌肉分为红色部分和白色部分。

红色部分可以进行收缩。

白色部分可能是包裹、隔离红色部分的筋膜。

白色部分可能是连接不同骨骼的肌腱。

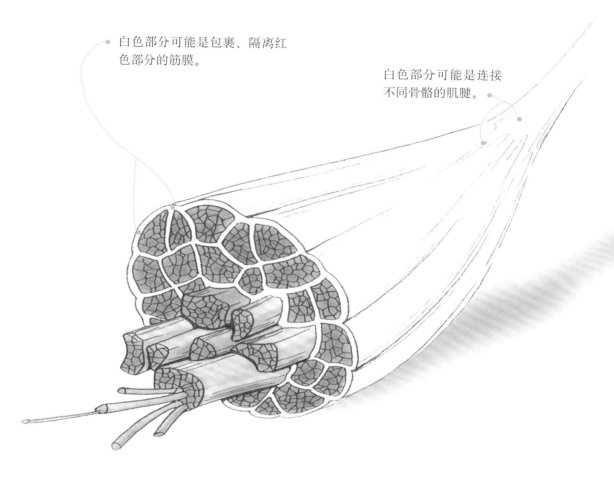

白色部分是结缔组织，无法进行收缩。

横纹肌的微观结构

红色部分由一种高度发达的细胞——肌纤维 * 组成。肌纤维包含三种蛋白质,这三种蛋白质构成肌节。

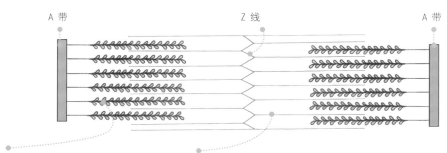

A 带   Z 线   A 带

肌球蛋白(红色)构成粗肌丝。肌球蛋白的球状头部在肌肉收缩过程中起着重要作用。各粗肌丝交汇于与肌丝垂直的 A 带。

肌动蛋白(蓝色)构成细肌丝,与粗肌丝交错排列。细肌丝由一条横穿肌节的 Z 线串连起来。

肌联蛋白是一种巨型蛋白(名字源于 titan),连接 Z 线、肌球蛋白与 A 带,保持肌节结构的稳定性与弹性(见第 90 页)。

肌肉收缩时,粗、细肌丝慢慢靠近并交叉,像十指相扣的双手。

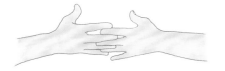

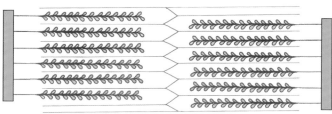

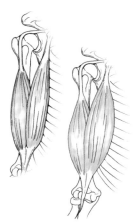

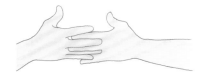

完成肌肉收缩后,肌纤维会变得短而厚。从外观来看,整块肌肉也变得短而厚。肌肉通过收缩变短来牵引骨骼运动。

* 通常我们用"肌纤维",而非"肌细胞"来描述肌肉的组成单位。

在肌肉舒张时，粗、细肌丝向相反的方向滑动。

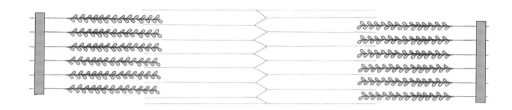

就像十指相扣的双手慢慢滑开，之前收缩的部分被拉长。

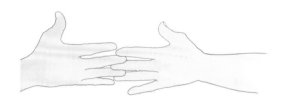

肌球蛋白与肌动蛋白的交错遍布整条肌纤维。每两条 Z 线之间的部分为一个肌节，肌节是肌肉收缩和舒张的基本单位，各肌节环环相扣，构成肌纤维。

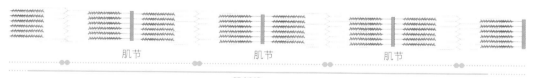

肌节　　　　　肌节　　　　　肌节

肌纤维

这部分内容可以用于解释交互抑制反射（见第 24 页）。

白色部分是结缔组织。由细胞、纤维（主要是胶原纤维与弹性纤维）构成的基质是结缔组织的主要组成部分。

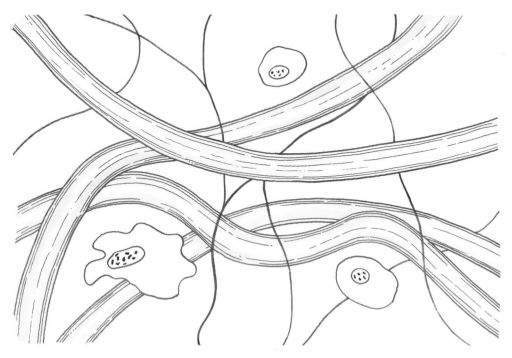

结缔组织还有一些其他组成部分没有在图中画出来，如血管、神经纤维等。

结缔组织的名称因它所处的位置而异。

肌肉两端的结缔组织叫作致密结缔组织，它构成肌腱或腱膜，不会随肌肉的牵引而变形。

覆盖着肌肉的结缔组织叫作疏松结缔组织，它形成筋膜包裹着肌肉，将这块肌肉与其他肌肉分隔开。包裹在整块肌肉外面的结缔组织叫作肌外膜；深入肌肉内，分隔和包裹不同肌束的结缔组织叫作肌束膜；肌束内部包裹每条肌纤维的薄层结缔组织叫作肌内膜。

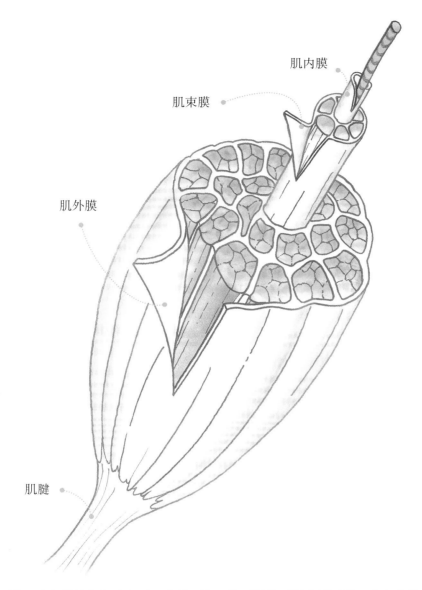

肌内膜

肌束膜

肌外膜

肌腱

覆盖肌肉的结缔组织比肌腱可变性更大：胶原纤维不是全部顺着一个方向的，它们相互交错排列，形成无纺布一样的结构。它随肌肉形状的变化而变化（变厚、变长）。

整个白色部分（肌腱和筋膜）牢固地附着在肌肉上，构成整块肌肉的骨架，完善了肌肉的收缩功能。

这部分和交互抑制反射（见第 24 页）并没有关系，因为交互抑制反射只作用于肌肉的收缩或舒张过程。

肌肉不能完成所有的动作

肌肉收缩产生力量，这个力量可以使我们完成一个动作，但是，很多动作的完成还需要借助其他力量。

在瑜伽练习中，有很多动作需要借助重力来完成。

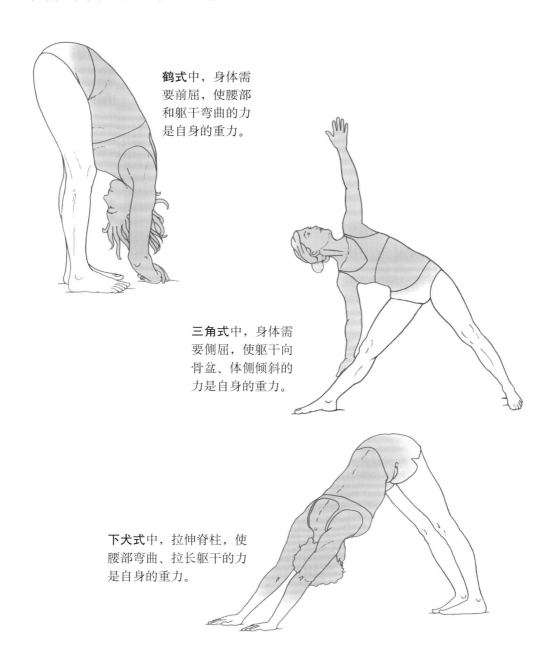

鹤式中，身体需要前屈，使腰部和躯干弯曲的力是自身的重力。

三角式中，身体需要侧屈，使躯干向骨盆、体侧倾斜的力是自身的重力。

下犬式中，拉伸脊柱，使腰部弯曲、拉长躯干的力是自身的重力。

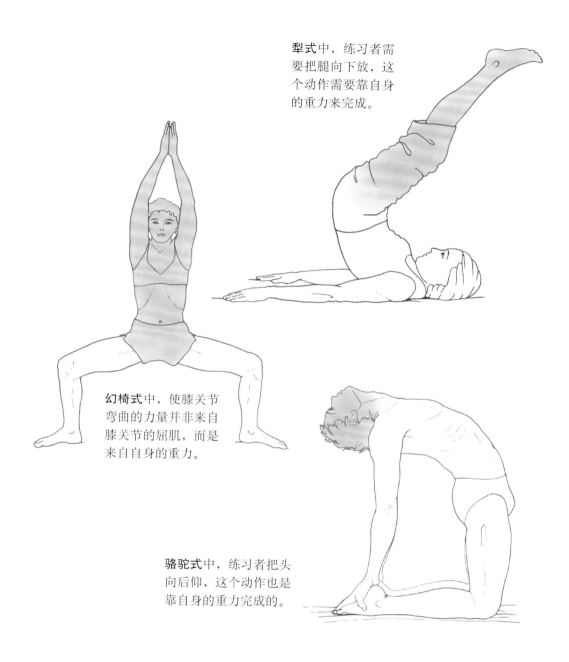

犁式中，练习者需要把腿向下放，这个动作需要靠自身的重力来完成。

幻椅式中，使膝关节弯曲的力量并非来自膝关节的屈肌，而是来自自身的重力。

骆驼式中，练习者把头向后仰，这个动作也是靠自身的重力完成的。

这样的例子还有很多，重力在很多动作中都发挥着作用。在以上这些瑜伽体式中，动作是由肌肉运动和重力结合在一起完成的。

在本书的瑜伽体式解析中，重力的配合常常会被提到。

除了重力，某些姿势中还要用到其他的力量。以下是一些例子。

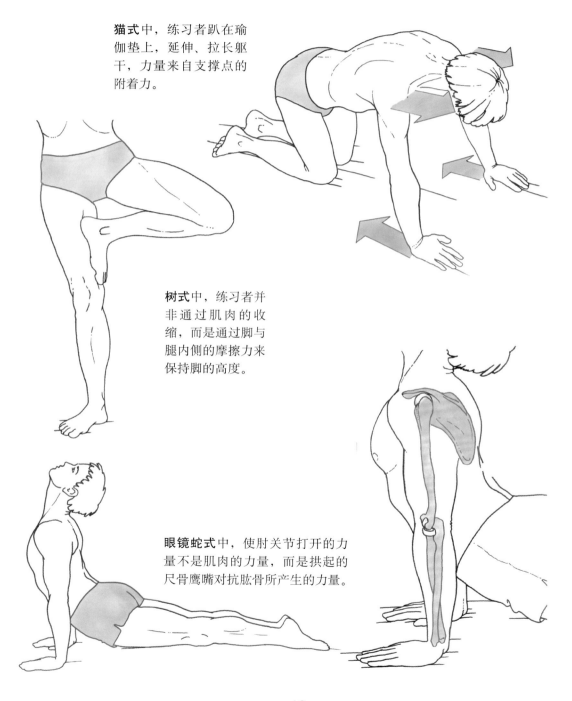

猫式中，练习者趴在瑜伽垫上，延伸、拉长躯干，力量来自支撑点的附着力。

树式中，练习者并非通过肌肉的收缩，而是通过脚与腿内侧的摩擦力来保持脚的高度。

眼镜蛇式中，使肘关节打开的力量不是肌肉的力量，而是拱起的尺骨鹰嘴对抗肱骨所产生的力量。

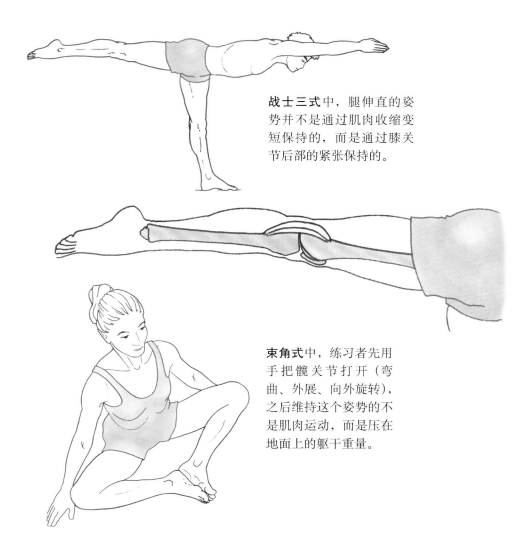

战士三式中，腿伸直的姿势并不是通过肌肉收缩变短保持的，而是通过膝关节后部的紧张保持的。

束角式中，练习者先用手把髋关节打开（弯曲、外展、向外旋转），之后维持这个姿势的不是肌肉运动，而是压在地面上的躯干重量。

鱼式中，手压在臀部下面，保持两手不分开的力量并不是来自肌肉运动，而是来自落在手上的骨盆的重量。

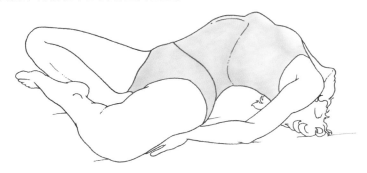

肌肉不只是和收缩有关

肌肉还可以被动拉伸，被动拉伸时的肌肉就像一根被拉直的绳子。
肌肉被动拉伸时，肌肉并不是主动收缩变得紧张，而是像绳子一样被拉直，从而牵拉骨骼使其运动。

比如，在**背部伸展式**中，骨盆的运动使腘绳肌紧张。
腘绳肌牵引坐骨，使骨盆完成后倾动作或保持后倾。

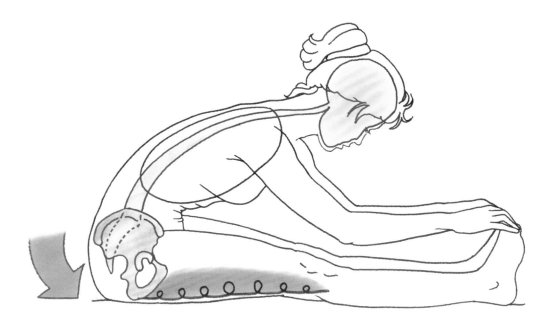

这个动作的完成不是靠腘绳肌的收缩，而是靠腘绳肌的被动拉伸。

这种被动拉伸的力量来自肌肉中的两种结构：
· 无法收缩的白色部分伸展，形成张力（筋膜的胶原纤维和弹性纤维，见第 6 页）；
· 肌节中的肌联蛋白伸展，形成张力（见第 90 页），它的作用就像被拉长的弹簧。

原动肌、拮抗肌、协同肌

在一个动作中，为完成这个动作起主要发力作用的肌肉就是原动肌。
例如：在伸直膝关节时，股四头肌就是原动肌，因为它负责膝关节的伸直运动（伸肌）。

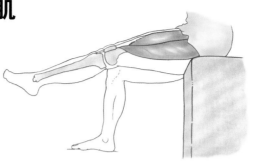

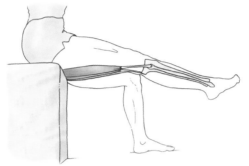

在完成一个动作时，和原动肌相对抗的肌肉叫作拮抗肌。
例如：在伸直膝关节时，腘绳肌就是股四头肌的拮抗肌，因为它负责膝关节的弯曲运动（屈肌）。

当一个动作需要两块肌肉共同完成时，这两块肌肉就是这个动作的协同肌。
例如：向骨盆屈腿时，腰大肌、缝匠肌、阔筋膜张肌以及股直肌就是协同肌。

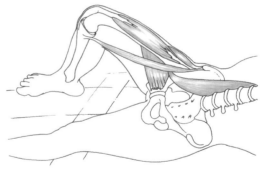

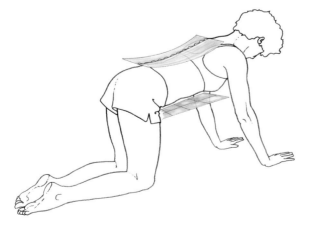

拮抗肌也可以起协同作用，使骨骼保持稳定，这时候我们就称它们为协同肌。
例如：为了稳定躯干，腹肌收缩，背肌伸展，它们是一对拮抗肌；但同时，它们协同作用以维持躯干稳定。

动作中肌肉的不同收缩形式

在完成一个瑜伽体式的过程中，或者做一个普通的动作时，肌肉都会参与运动，但参与形式不同。

例如，坐着时，伸直膝关节，脚会离开地面，这个动作是由膝关节的伸肌——股四头肌收缩完成的。

像这样通过肌肉收缩来完成动作的，这种收缩叫作向心收缩。

如果反方向做这个动作——弯曲膝关节，则脚被放下。这个动作作用于腿和脚，使腿和脚向下的力是重力。股四头肌也参与运动，但不是为了完成这个动作（完成动作的是重力），而是为了控制、减缓这个动作的速度。

像这样抵抗自身运动的肌肉收缩，我们称之为离心收缩。肌肉在收缩的同时被拉长。

这两种形式的肌肉收缩有个共同点：无论是帮助完成运动还是对抗运动，它们都与运动紧密相连。在瑜伽练习中，一个体式的开始或结束都是利用这个原理。这种与运动紧密相连的肌肉收缩在动感瑜伽（如阿斯汤加瑜伽）中得到广泛应用。

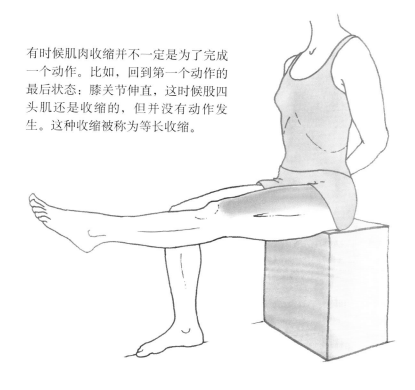

有时候肌肉收缩并不一定是为了完成一个动作。比如，回到第一个动作的最后状态：膝关节伸直，这时候股四头肌还是收缩的，但并没有动作发生。这种收缩被称为等长收缩。

在瑜伽中，练习者常常要将一个姿势保持一段时间（见第 159 页）。

在保持的过程中，并没有肌肉的运动（只有呼吸运动和其他微小的运动）。姿势的保持往往是靠全身肌肉的等长收缩。

大部分线性瑜伽体式中都需要肌肉的等长收缩。

在一个瑜伽体式的不同阶段，同一块肌肉需要经常在离心收缩、向心收缩、等长收缩之间转换。

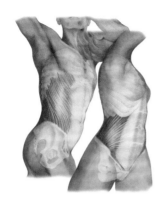

同一块肌肉在不同体式中可能发挥不同作用

腹外斜肌和腹内斜肌这两块肌肉在腰部的侧面。以腹外斜肌为例，腹外斜肌后方的肌纤维在骨盆和肋骨之间走行。当练习者做体侧动作时，腹外斜肌将骨盆和胸廓拉近。

当练习者的腰部向一侧弯曲时，腹外斜肌收缩，同时另一侧腰部被拉伸，这一侧的腹外斜肌也收缩。当练习者控制腰部运动时，腹外斜肌也会收缩。

侧身卷腹

做一个**半月式**的变式。侧卧在毯子上，双臂举过头顶，凭借一侧腰部的力量，慢慢抬起躯干，使身体成为一个弧形。在做这个动作时，腹外斜肌向上、变短，得到了全方位的锻炼。这时候腹外斜肌的收缩属于向心收缩。

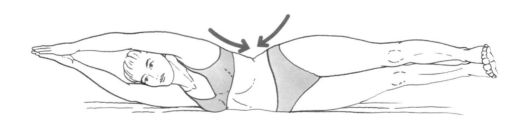

稳定腰部

练习者可以在**侧板式**中体会腹外斜肌的这个作用。在这个体式中，腹外斜肌收缩（下方的腹外斜肌，即和支撑手相连那一侧的腹外斜肌）是为了防止躯干下塌。在做这个动作时，腹外斜肌并没有变短，肌肉收缩只是为了保持姿势，这时候腹外斜肌的收缩属于等长收缩。

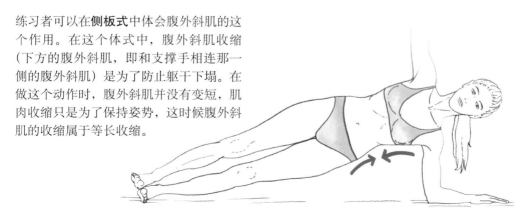

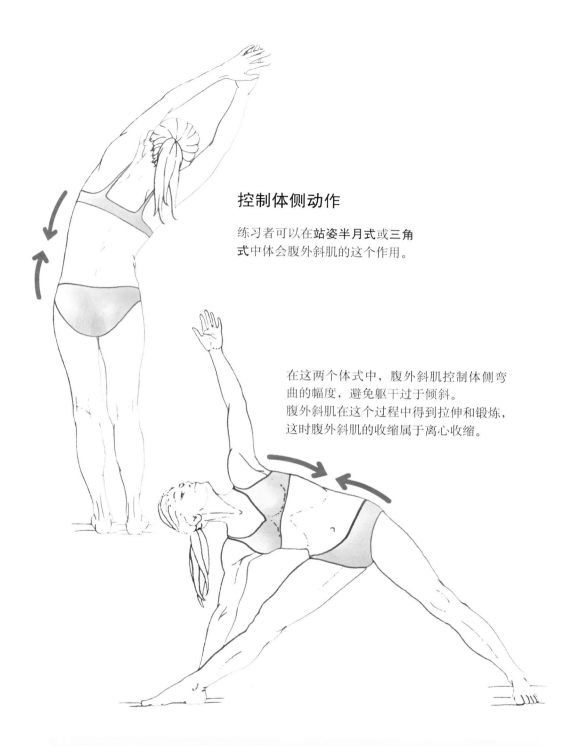

控制体侧动作

练习者可以在**站姿半月式**或**三角式**中体会腹外斜肌的这个作用。

在这两个体式中，腹外斜肌控制体侧弯曲的幅度，避免躯干过于倾斜。
腹外斜肌在这个过程中得到拉伸和锻炼，这时腹外斜肌的收缩属于离心收缩。

腹外斜肌的以上三种收缩形式是互相补充的，它们会在一个运动中结合起来，共同发挥作用，从而达到全面锻炼腹外斜肌的目的。

肌肉收缩并不总是发生在你以为的位置

在**站姿半月式**中，弯曲躯干时，练习者总是会关注动作发生的那一侧，比如，向右侧弯曲躯干，会自然地认为是右侧的肌肉在收缩。

事实上，右侧肌肉收缩只发生于一个瞬间。在动作开始的时候，为了使身体偏向右侧，右侧肌肉收缩。之后则是重力发挥作用，使躯干向右倾斜。

与此同时，左侧肌肉收缩以控制躯干的下降速度。在这个动作中，左侧肌肉收缩属于离心收缩：肌肉紧张，同时被拉伸。

这个原理被广泛应用于从直立状态做侧屈或前屈的运动中：一旦躯干有离开中心位置的趋势（发生于一个瞬间），与弯曲方向相反的一侧肌肉就开始运动，以便控制身体的下降速度。

这一点对保护人体的椎间盘和椎间神经非常重要，所以一定要深入理解并牢牢记住肌肉收缩的作用原理。

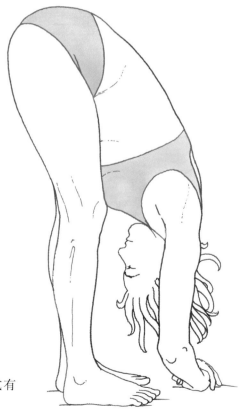

包含前倾运动的瑜伽体式有
背部伸展式、鹤式……

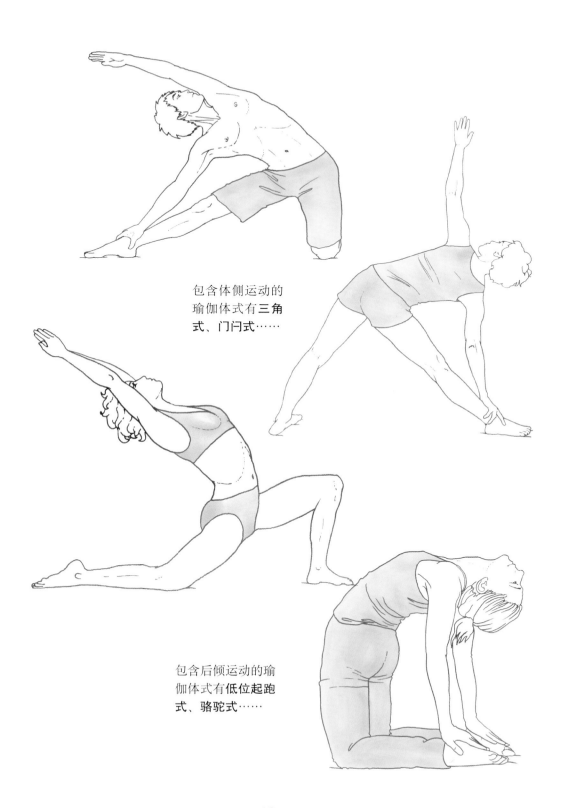

包含体侧运动的
瑜伽体式有**三角
式**、**门闩式**……

包含后倾运动的瑜
伽体式有**低位起跑
式**、**骆驼式**……

双倍力量对抗

前文已经分析过，躯干从直立到侧屈的动作是靠重力完成的。

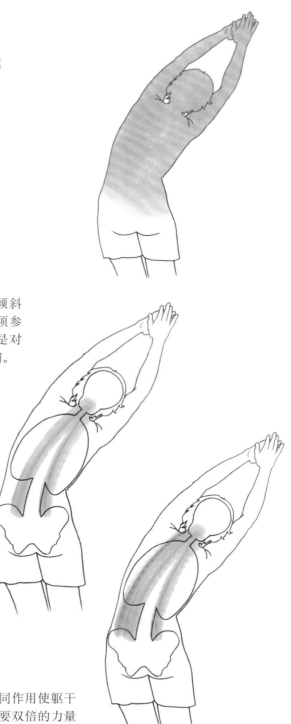

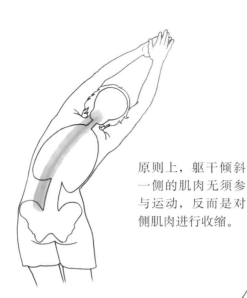

原则上，躯干倾斜一侧的肌肉无须参与运动，反而是对侧肌肉进行收缩。

然而，我们也可以选择收缩躯干倾斜一侧的肌肉，使其参与动作的完成。

躯干倾斜一侧的肌肉收缩，与重力共同作用使躯干弯曲，这种情况下，另一侧肌肉就需要双倍的力量来对抗弯曲躯干的重力和弯曲侧肌肉收缩的力量。

这样做的好处

· 一方面，倾斜一侧的肌肉收缩可以让动作完成得更精确。
· 另一方面，围绕某一运动区域的全部肌肉收缩可以对该运动区域形成保护。
· 肌肉收缩加强血液循环，还有利于改善微循环。

这样做带来的问题

以这样的方式侧弯躯干，与只靠重力作用侧弯躯干相比，椎间关节会受到更严重的挤压。

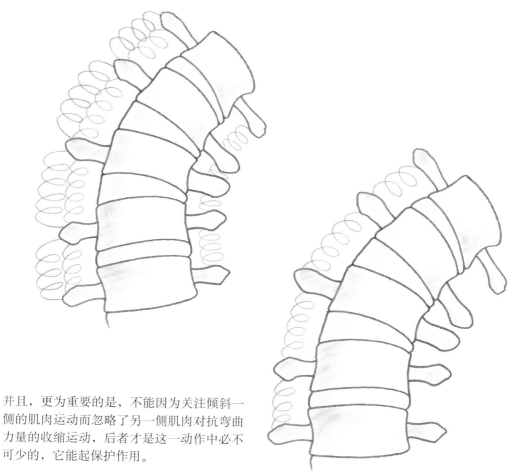

并且，更为重要的是，不能因为关注倾斜一侧的肌肉运动而忽略了另一侧肌肉对抗弯曲力量的收缩运动，后者才是这一动作中必不可少的，它能起保护作用。

不同肌肉长度状态下的肌肉收缩

肌肉收缩会变短。在开始收缩时，肌肉不一定处于较短的状态。开始收缩时，肌肉的初长度可能很长，也可能很短。我们将以在三种不同体式中的臀大肌（见《运动解剖书》第249页）为例来讲解。

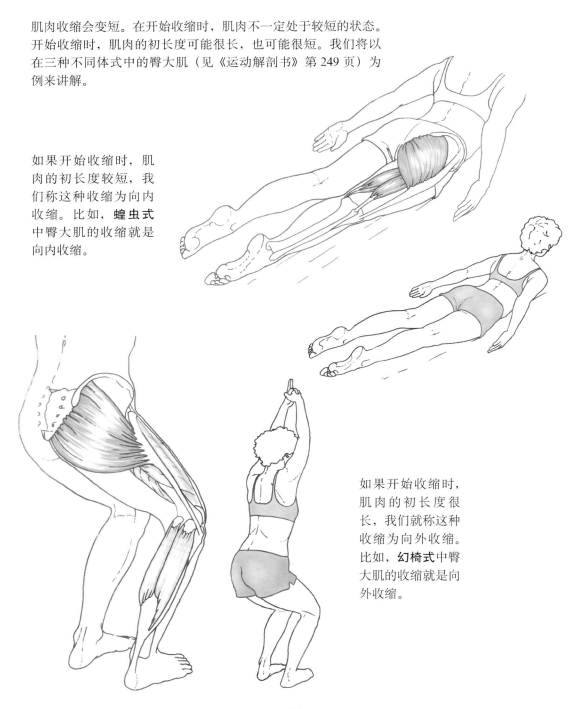

如果开始收缩时，肌肉的初长度较短，我们称这种收缩为向内收缩。比如，**蝗虫式**中臀大肌的收缩就是向内收缩。

如果开始收缩时，肌肉的初长度很长，我们就称这种收缩为向外收缩。比如，**幻椅式**中臀大肌的收缩就是向外收缩。

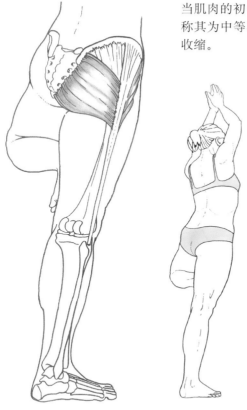

当肌肉的初长度处于这两者之间，既不短也不长，我们称其为中等收缩。比如，**树式**中臀大肌的收缩就是中等收缩。

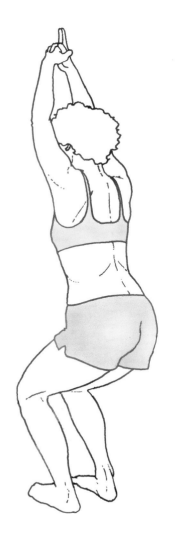

比如，在**幻椅式**中：

当身体向下坐时，臀大肌的收缩属于离心收缩（因为臀大肌控制身体的下降速度），然后，臀大肌慢慢地由中等收缩（因为和开始下降时相比，臀大肌变短了一点）变为向外收缩；

起身时，臀大肌的运动属于向心收缩，然后慢慢地由向外收缩变为中等收缩。

因此，肌肉收缩形式和肌肉收缩过程是可以交叉和互相转变的。

瑜伽中出现的三类反射

反射是对某一刺激产生的无意识反应。身体的很多动作都是反射性的，也就是说我们并没想做这个动作，或是根本没注意，这个动作就完成了。

牵张反射

牵张反射，也称伸张反射或肌腱反射，当肌肉受到快速和轻微的拉伸时就会被触发。它能引起拉伸肌肉的收缩。在牵张反射中，肌肉与自身的拉伸相对抗。

这种反射存在于所有肌肉中，可以保护肌肉，避免肌肉在受到突然、剧烈的牵拉时受伤。牵张反射还是肌紧张的基础。牵张反射由脊髓控制，脊髓与中枢神经系统相连。

在瑜伽练习中，当练习者想放松肌肉，特别是伸展肌肉时，要避免拉伸过快、过于激烈。

反牵张反射

第二类反射和第一类反射相反。当肌肉被缓慢、持续地拉伸时，反牵张反射就会发生。它会导致被拉伸的肌肉松弛，于是，该肌肉被拉伸。

在瑜伽练习中，当练习者在做某一姿势时，肌肉拉伸到达极限，就会出现反牵张反射。如果停几秒，肌肉会在其极限值内拉伸到正常长度。

从这个角度看，也可以得出一样的结论：在放松或伸展某块肌肉时，需要缓慢地完成。

交互抑制反射

第三类反射发生于作用相反的两块肌肉之间，当一块肌肉收缩时，它的拮抗肌舒张。

请注意，这种反射对肌肉的结缔组织部分不起作用。

比如，当腘绳肌的收缩是因筋膜部分（见第 6 页）缩短引起的，此时出现的反射并不能让肌肉变长。

一些容易混淆的概念

本页及下页主要介绍一些描述身体机制以及瑜伽体式的常用概念。在不同的情景下，它们会有特定的含义。以下详细地讲解几个概念。

肌肉紧张

当书中提到某块肌肉紧张，意思是，该肌肉如同一根绳子，在当前情况下受到牵拉。这并不一定是指该肌肉被用力拉伸，但至少意味着该肌肉处于伸长状态。

请注意，"紧张"这个词经常会被解读为另一个意思：用来形容一个人"僵硬"，不会放松。这种情况下，"紧张"一词往往是"过度收缩、绷紧"的意思，对肌肉来说，就是指它处于收缩状态。但这并不是本书中谈到的"紧张"的含义。

肌肉放松

当书中提到某块肌肉放松，意思是，这块肌肉没有受到牵拉。

请注意，"放松"这个词可能有其他含义：有时人们会说弹簧或者自行车链子"松"了。这种情况下，"放松"一词是"事物松懈、瘫软"的意思。这并不是本书中描述身体机制时谈到的"放松"的含义。

因而，在运动技术的语境下，本书中的"紧张"和"放松"与生活中用到的"紧张"和"放松"二词的含义有所不同。

短肌

本书中提到的"短肌"可能有多个不同的含义。

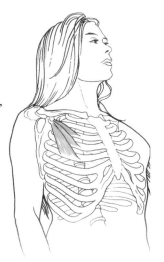

· 形容一块肌肉"短"可能是因为它的形状小，这里的"短"是解剖学意义上的短。
比如，胸小肌就是一块短肌。

· 形容一块肌肉"短"，可能是因为它"减小了长度"，也就是说它收缩了。这种情况很常见，比如腘绳肌。"短"有很多其他的含义，甚至通常适用于长尺寸的肌肉。有时也指"肌肉萎缩"，但这样的表述就属于病理学范畴了。

· 形容一块肌肉"短"，还可能是因为它在开始收缩的一瞬间处于较短的状态。比如，由站立开始慢慢坐下时，臀小肌就处于较短的状态（见第 124 页），它在做向内收缩（见第 22 页）。

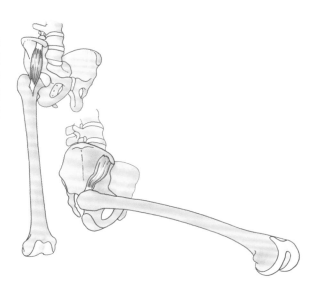

另一个常见的误解是，短肌并不意味着肌肉收缩。短肌可能指的是，在某一个瞬间，肌肉虽然处于舒张状态，但是它准备开始收缩，并且初长度很短。

短肌的概念根据语境的不同，意思也不同。

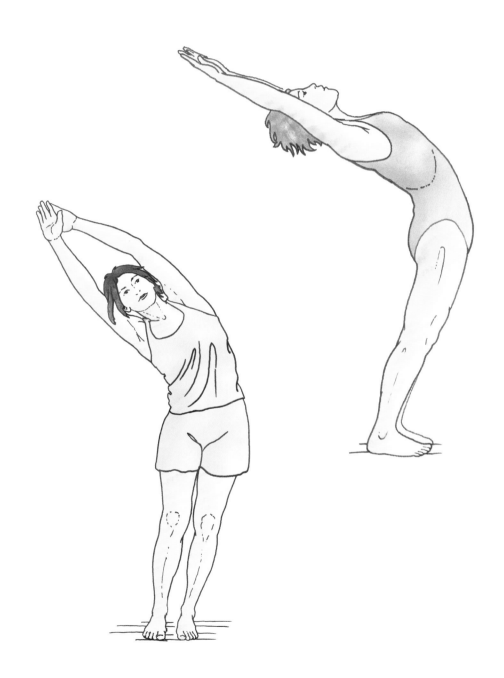

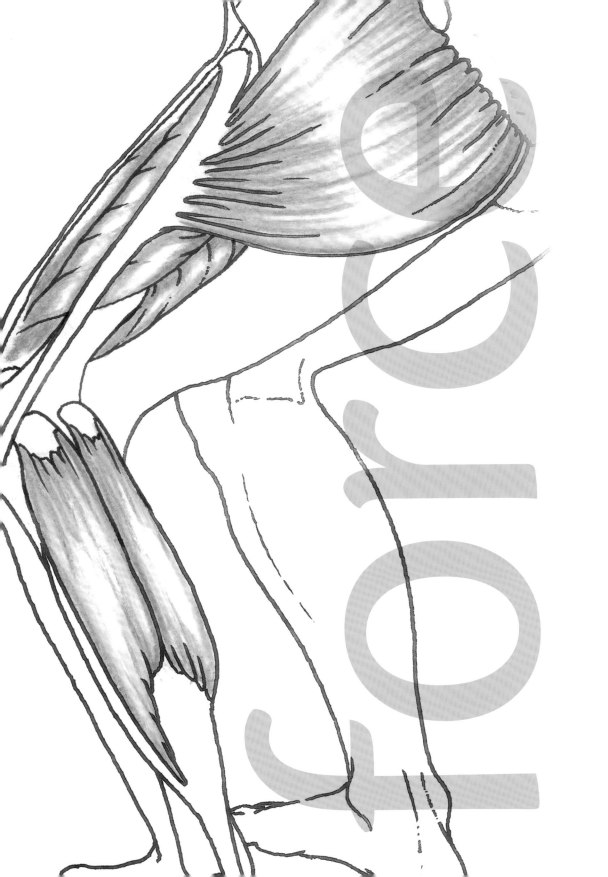

2

肌肉力量与瑜伽体式

通过不同瑜伽体式的练习，可以强健身体。

保持某些姿势时，一些不常用到的肌肉会得到锻炼。

练习瑜伽并不总是需要肌肉力量。有些姿势不需要任何肌肉力量就可以完成，有些姿势需要很小的肌肉力量，而大部分姿势需要肌肉力量的支撑。

瑜伽体式中的一些姿势需要某块特定肌肉的参与，没有肌肉力量就无法进行，或者缺少该力量就会有受伤的危险。每个体式中，肌肉力量扮演的角色都不相同。肌肉力量有时候是为了保护关节或者神经，有时候是为了牵引骨骼，有时候是为了支撑身体的某个部位，有时候是为了控制身体……

在这一章中，你可以通过 10 个瑜伽体式来观察和体验肌肉力量。

影响肌肉力量的因素

肌肉力量是一个变量，通常情况下随其收缩功能的变化而变化。

如果一块肌肉不常收缩，它就有可能慢慢失去一些力量，这就是人们所说的"肌肉萎缩"。

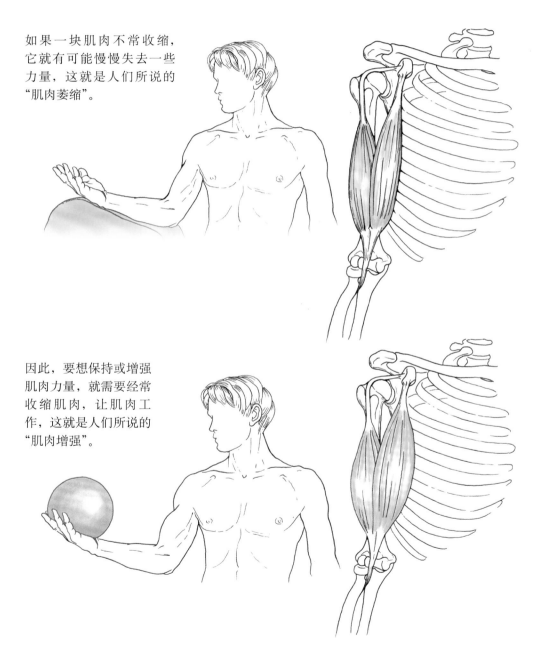

因此，要想保持或增强肌肉力量，就需要经常收缩肌肉，让肌肉工作，这就是人们所说的"肌肉增强"。

肌肉增强的过程在瑜伽练习中有所体现，但不仅限于瑜伽练习，也不总会出现在瑜伽练习中。

– 不仅限于瑜伽练习：
通过很多别的锻炼方式，如体能训练、体育运动、普拉提等，也可以达到增强肌肉力量的效果。

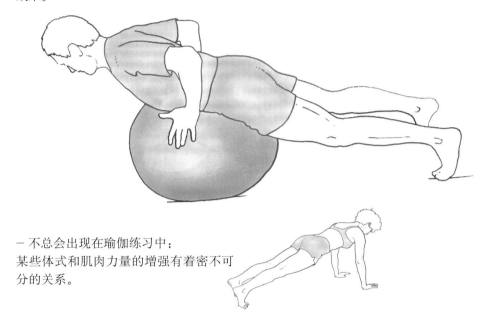

– 不总会出现在瑜伽练习中：
某些体式和肌肉力量的增强有着密不可分的关系。

而有一些体式并不是靠肌肉收缩完成的，相反，我们会探究这些体式中肌肉的放松。

我们也会探究这些体式中肌肉的长度。

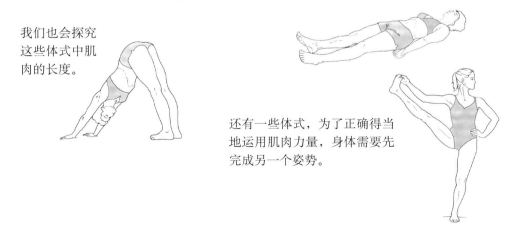

还有一些体式，为了正确得当地运用肌肉力量，身体需要先完成另一个姿势。

学会判断一个姿势是否需要肌肉力量、是否会增强肌肉力量（这个姿势能否达到增强肌肉力量的效果）、力量增强的是多还是少、增强了哪块肌肉的力量是很有意义的。

为了增强肌肉力量，需要让它承受比平时更大的阻力。

什么是阻力
阻力是指所有和肌肉力量相对立的力量。阻力有很多种，它们可能来自几个方面。

• 身体各部位的重量
比如手臂重量与三角肌的收缩相对抗。

需要对抗的身体重量越大，这种阻力越强，肌肉活动就越密集。比如，对于作为肘伸肌的三角肌，当伸直肘部，在**平板式**中支撑起躯干和下肢时所受的阻力比**猫式**中更大。

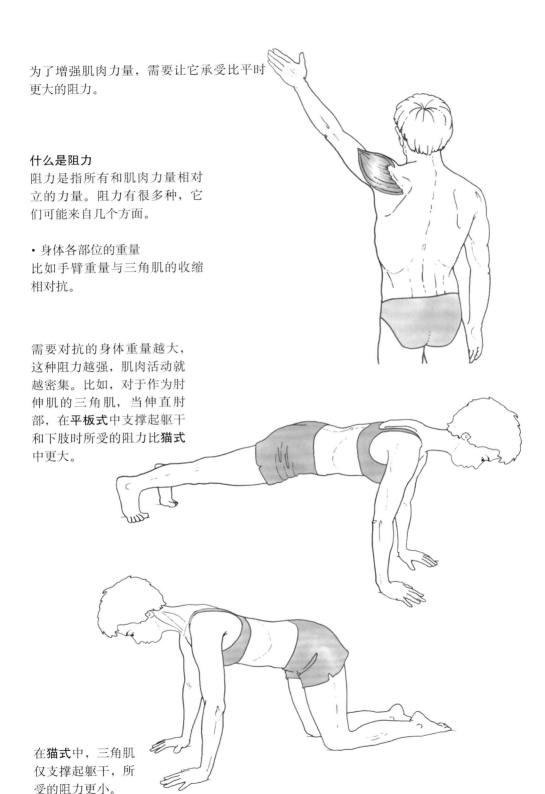

在**猫式**中，三角肌仅支撑起躯干，所受的阻力更小。

・拮抗肌紧张
比如，在**船式**中，练习者
想伸直膝关节抬起大腿，
膝关节后侧的肌肉就会紧
张，阻碍股四头肌的运动
（见第 148 页）。

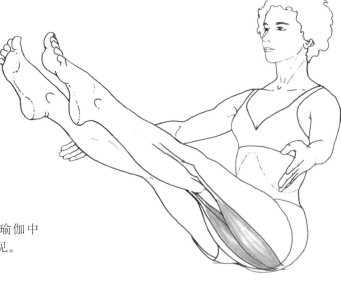

・负重
负重在瑜伽中
并不常见。

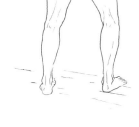

・第三方人或物参与运动
这在瑜伽中经常用到，
尤其是杂技瑜伽。

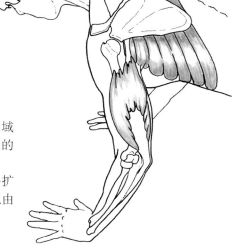

・拮抗肌的作用
当两块肌肉用相反的力量去稳定骨骼或一个区域
时，就会出现拮抗肌的作用，这是一个很普遍的
现象。
比如在**平板式**中，前锯肌收缩，由肩胛骨向外扩
展；与此同时，为了维持胸部的稳定，菱形肌由
肩胛骨向内夹紧。

大于习惯性的阻力
如果一个人很少进行体育锻炼（比如一直坐着或者站着），简单的上楼梯运动对他的身体肌肉来说都会产生大于习惯性的阻力。

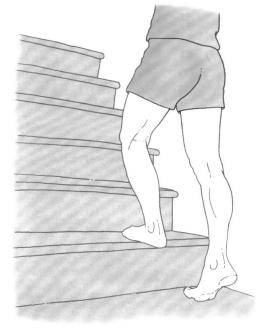

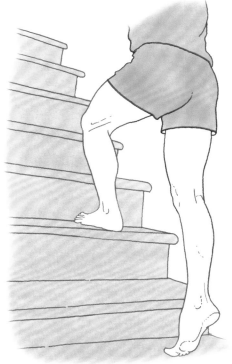

相反，如果一个人每天都爬几层楼梯，上这几层楼梯对他来说就不会再产生大于习惯性的阻力，如果想让肌肉得到锻炼，要么增加台阶的数量，要么两级两级地爬，要么负重，要么更快速地爬。

因此，想要达到增强肌肉力量的效果，需要的阻力因人而异。养老院里的老爷爷和健身俱乐部里的肌肉男所需要的锻炼是不同的，练习瑜伽也是同样的道理。

然而，如果没有足够的肌肉力量，瑜伽练习者是无法完成或保持一个姿势的。

比如，在**桥式**中，手推地板起身时需要用到多块肌肉的力量（胸肌、三角肌、盆部的肌肉），还需要用到很多上肢肌肉（伸直手臂的肱三头肌）和下肢肌肉（伸直膝关节的股四头肌）的力量。

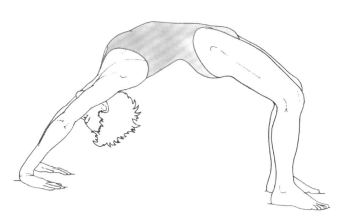

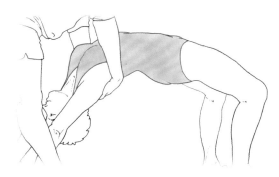

如果缺少这些力量，练习者的身体就无法离开地面。这个姿势可以通过另一个人抬起练习者胸部来完成，这种情况下靠的就不是练习者自己的肌肉力量了。
为了完成这个姿势，需要锻炼上面提到的每一块肌肉；而且，练习者还需要克服其他所有阻碍动作流畅的力量。

是通过做这个动作本身来增强这些肌肉的力量，还是通过别的动作来分别锻炼每块肌肉呢？
两者皆可，也都是必不可少的：练习者可以通过上下楼梯来增强下肢肌肉的力量；可以通过举重物来增强上肢肌肉的力量。

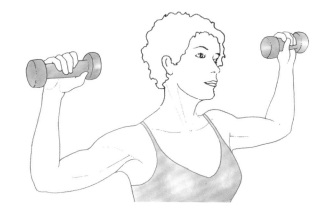

从这个例子中可以看出，在瑜伽练习中，某个体式需要的肌肉力量不仅可以在这个体式中得到增强，也可以通过别的方式来增强。本书中，这两种增强肌肉力量的方式都有相关的介绍。

接下来将分为 10 个主题单元来介绍不同的瑜伽体式。

· 首先介绍 7 个需要肌肉力量，同时可以增强肌肉力量的体式，这些体式并不
  需要身体具备特殊的柔韧性。

· 然后介绍 3 个针对某块肌肉进行训练的体式。

10个主题清单：本章涉及的瑜伽体式

增强背部肌肉力量：幻椅式

变式：脚掌着地，背部倾斜

幻椅式这一体式要求身体向两个不同的方向伸展：下肢下降，保持髋部、膝部、踝部构成的三个弯曲；躯干和手臂尽可能地向前、向上。这个体式可增强背部肌肉与股四头肌的力量，对体态平衡十分重要。下面详细讲解几个分解练习。

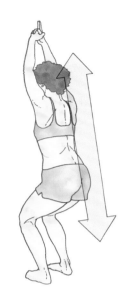

缓慢地下蹲
开始时，双脚平行站立，屈膝，慢慢使身体下降。

可以感受到臀大肌（见《运动解剖书》第249页）为稳定骨盆而收缩；股四头肌和小腿三头肌（见《运动解剖书》第238和292页）为稳定膝关节与脚踝而收缩。

随着下降动作的展开，这三部分"巨型"肌肉将得到更大程度的拉伸。

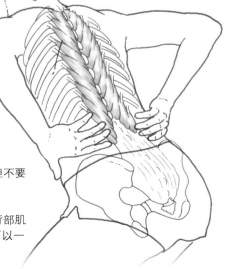

躯干缓慢地向下倾
从双脚平行的站姿重新开始，由髋部发力，躯干向下倾，但不要弓背。

此时，如果把手指放在后背上，可以感受到在下倾过程中背部肌肉（见《运动解剖书》第78页）越来越紧张，这种紧张可以一直延伸到颈部。

感受腹部

重新使躯干向下倾，将手放在腹部，可以感受到腹部肌肉（见《运动解剖书》第 94~97 页）在躯干下倾过程中的收缩。这种收缩主要是为了牵制内脏，而非为了保持姿势。

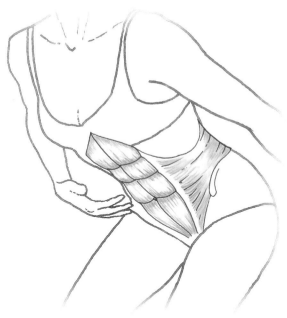

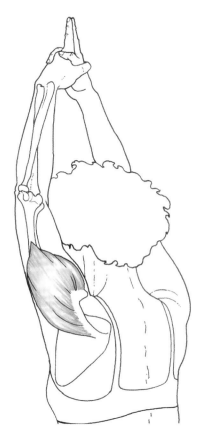

向上伸展手臂

保持上一个姿势，抬起手臂，肘关节伸直，可以感受到肩部后侧的三角肌（见《运动解剖书》第 132 页）和手臂后侧的肱三头肌的运动。

全身训练

现在，同时弯曲膝关节与躯干，抬起手臂。上文提过的所有肌肉运动都同时在进行。这就是**幻椅式**的整套动作。

练习者还可以在其他体式中运用到上述动作：**蝗虫式、拜日式、战士一式。**

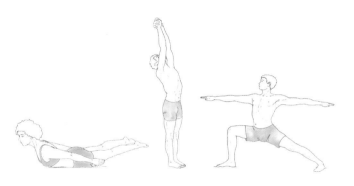

增强下肢肌肉力量：幻椅式

变式：脚尖踮地

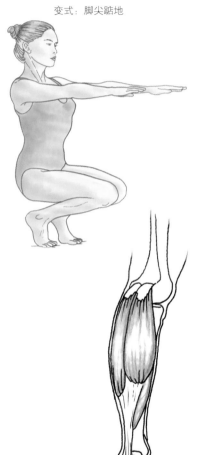

幻椅式这个体式要求在脚踝与膝关节同时弯曲的情况下保持身体平衡，这需要运用下肢肌肉力量来控制关节。这一体式可以帮助练习者加强脚踝与膝关节的稳定性，而这种稳定性在很多体式中也会用到。接下来详细讲解几个准备动作练习。

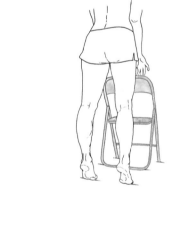

脚尖踮地站立
借助一个稳固的、可以扶的工具，保持脚尖踮地的站立姿势，锻炼小腿三头肌（《见运动解剖书》第 292 页）。

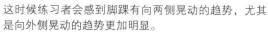

这时候练习者会感到脚踝有向两侧晃动的趋势，尤其是向外侧晃动的趋势更加明显。
脚尖处有同样的趋势，因为此处骨骼致密性不足，韧带松弛，这就需要依靠肌肉力量来稳定双脚。

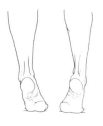
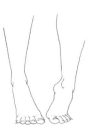

稳定脚踝

首先，让脚踝自然向外，使身体靠前脚掌外侧、踇趾及紧随其后的部位支撑。然后加强这一支撑的力量，为此，小腿外侧面的腓侧肌（见《运动解剖书》第288页）参与运动，与小腿三头肌和足部的一些小肌肉一起完成支撑。

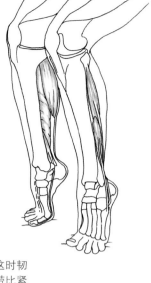

弯曲、稳定膝关节

从站立姿势开始，稍稍屈膝，这时韧带是放松的，放松状态下的韧带比紧张时的韧带更稳定。然后单腿站立，保持身体平衡。这时移动手臂或另一条抬起的腿，需要调动站立侧膝关节附近的全部肌肉，尤其是股四头肌（见《运动解剖书》第238页）和腘绳肌（见《运动解剖书》第242页）。

膝关节和脚踝一起弯曲

现在，弯曲膝关节的同时踮起脚尖。为了保持髋关节的平衡，臀部肌肉（臀中肌和臀大肌）也需要参与运动。

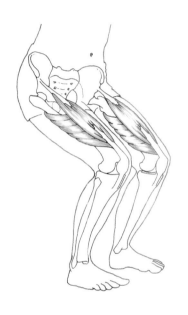

幻椅式中抬高手臂、伸直手臂的动作还可以加强三角肌、肱三头肌以及脚尖处和指尖处肌肉的力量；稳定躯干的动作可以锻炼背肌与腹肌。但此时这些肌肉受到的训练强度并不大。

我们在其他体式中也会运用到上述动作：**战士一式、战士二式**以及需要单脚站立的体式，比如**鸟王式**。

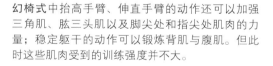

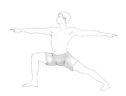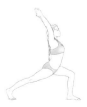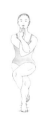

增强上肢肌肉力量：
鹤式

鹤式靠双手和前臂支撑整个身体，需要手臂的肌肉来稳定受力关节，从而保持平衡。

练习者可以通过几个分解动作来做准备练习。

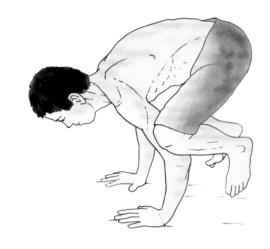

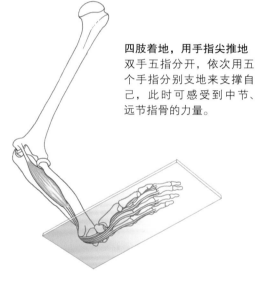

四肢着地，用手指尖推地
双手五指分开，依次用五个手指分别支地来支撑自己，此时可感受到中节、远节指骨的力量。

这个练习可以强化指屈肌（见《运动解剖书》第 176~177 页）的力量。指深屈肌延伸到远节指骨，指浅屈肌延伸到中节指骨。

注意：这两幅图只是简单的肌肉解剖示意图，不代表准确的筋膜解剖学结构。

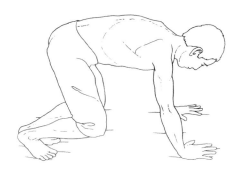

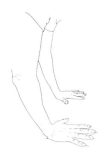

用全手掌推地
现在，用全手掌推地以锻炼腕屈肌（见《运动解剖书》第172~173页）。

肘关节发力推地
稍稍弯曲肘关节，然后通过尝试推地来伸直肘关节，仅仅是尝试，不必真正做到，这时候手臂后侧的肌肉——肱三头肌（见《运动解剖书》第148页）是紧张的。

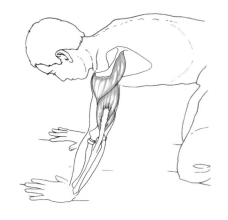

肩膀发力推地
因为练习者是四肢着地，所以此时尝试打开肩胛骨会让身体滑向前，手掌受到的力直接源于肩胛骨，此时胸侧的前锯肌（见《运动解剖书》第120~121页）会得到锻炼。

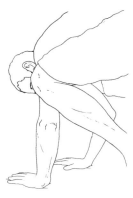

现在，尽可能地向手臂外侧弯曲膝关节。把全身的重量转移到着地的双手上，将上文提到的所有分解练习组合起来，然后双脚离地，便可以完成这个体式了。

练习者还可以在其他体式中运用到上述动作：**眼镜蛇式、平板式、反台式。**

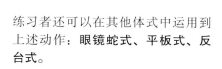

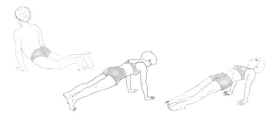

增强身体前侧肌群力量：平板式

为了保持面部朝下、身体成一条直线的姿势，需要用到身体前侧肌群的力量。同样，练习者也可以将**平板式**分解来练习。

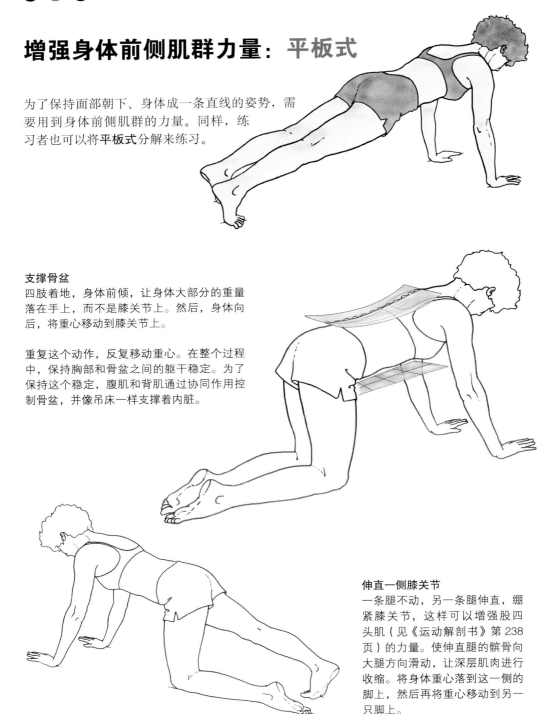

支撑骨盆
四肢着地，身体前倾，让身体大部分的重量落在手上，而不是膝关节上。然后，身体向后，将重心移动到膝关节上。

重复这个动作，反复移动重心。在整个过程中，保持胸部和骨盆之间的躯干稳定。为了保持这个稳定，腹肌和背肌通过协同作用控制骨盆，并像吊床一样支撑着内脏。

伸直一侧膝关节
一条腿不动，另一条腿伸直，绷紧膝关节，这样可以增强股四头肌（见《运动解剖书》第238页）的力量。使伸直腿的髌骨向大腿方向滑动，让深层肌肉进行收缩。将身体重心落到这一侧的脚上，然后再将重心移动到另一只脚上。

伸直两侧膝关节

伸直膝关节，保持两脚不动。此时，感受胸侧前锯肌（见《运动解剖书》第 120~121 页）的紧张。

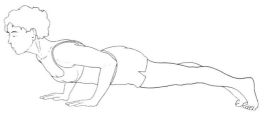

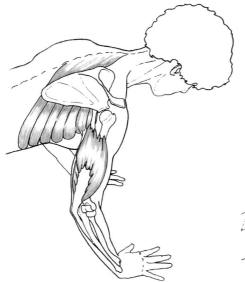

双肩夹紧躯干，向前用力，手臂向地面靠近。胸大肌（见《运动解剖书》第 130 页）和三角肌（见《运动解剖书》第 132 页）前束必须紧张起来，这样才能支撑起躯干。这时候，依靠手臂后侧肱三头肌的力量，伸直肘关节。

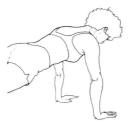

如果肘关节颤抖，就不要再做过度的动作，因为这种情况下已经不是靠肱三头肌支撑身体了。

保持骨盆平衡

伸直两侧膝关节后，骨盆有向下掉落的趋势。为了对抗这种趋势，练习者需要收紧髋部屈肌（见《运动解剖书》第 252 页）。但如果这些肌肉过于紧张，会使得骨盆向上，这样就破坏了从头到脚成一条直线的姿势。

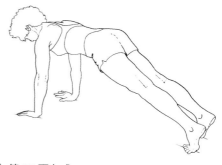

使骨盆后倾

为了使骨盆后倾，需要收紧腹直肌（见《运动解剖书》第 97 页）或者臀大肌（见《运动解剖书》第 249 页）。注意：这两个动作的方向是相反的，根据骨盆位置来决定收缩骨盆上方还是下方的肌肉。

支撑内脏

通过腹部肌肉来支撑内脏，就像吊床一样。

练习者还可以在其他体式中运用到上述动作：**侧板式、海豚式、猫式。**

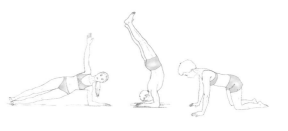

增强身体前侧和后侧肌群力量：船式

在所有体式中，**船式**是需要最多肌肉参与的一种。

我们可以分别锻炼每一块肌肉，然后慢慢完成这个体式。

这里先介绍膝关节弯曲的体式，膝关节伸直的体式请参见第 148 页。

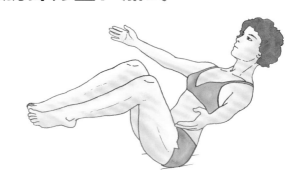

屈腿
平躺在地板上，或者用肘关节撑起上身，一条腿的膝关节弯曲。

此时感受髋关节肌肉的运动：躯干底部的腰大肌（见《运动解剖书》第 234 页）和骨盆内部的髂肌，还有阔筋膜张肌（见《运动解剖书》第 248 页）、臀小肌（见《运动解剖书》第 236页）、起自骨盆髂前上棘的缝匠肌（见《运动解剖书》第 241 页）。

倾斜身体，稳定骨盆
同时抬起两条腿，感受上文提到的肌肉运动。尾骨是整个姿势的发力点，因此要将骨盆的重量放在尾骨上。

稳定骨盆
保持骨盆的稳定，需要腹直肌（见《运动解剖书》第 97 页）的力量。

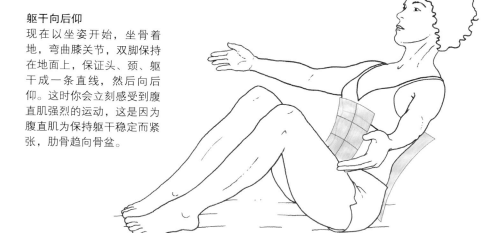

躯干向后仰

现在以坐姿开始，坐骨着地，弯曲膝关节，双脚保持在地面上，保证头、颈、躯干成一条直线，然后向后仰。这时你会立刻感受到腹直肌强烈的运动，这是因为腹直肌为保持躯干稳定而紧张，肋骨趋向骨盆。

调整骨盆

从上述动作中可感受到腹部这一运动使骨盆向坐骨后方移动。

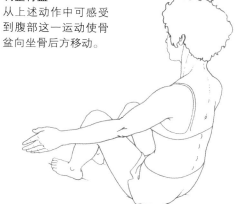

在尝试恢复初始动作的过程中，你还会感受到背部下方的肌肉运动，那就是背肌力量。

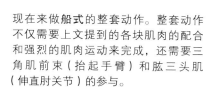

现在来做**船式**的整套动作。整套动作不仅需要上文提到的各块肌肉的配合和强烈的肌肉运动来完成，还需要三角肌前束（抬起手臂）和肱三头肌（伸直肘关节）的参与。

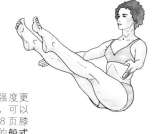

如果想做强度更大的练习，可以参见第148页膝关节伸直的**船式**练习。

练习者还可以在其他体式中运用到上述动作：**反台式**。

增强身体前侧和后侧肌肉力量：反台式

反台式是四肢撑在地面上，面朝天，锻炼身体前侧和后侧肌肉力量的体式，尤其是肩部后侧肌肉的力量能得到更好的锻炼。很多上文提到的肌肉运动在这个体式中也会发生。

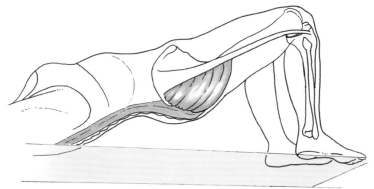

抬起骨盆
平躺，背部贴地，依次屈膝、屈髋，脚掌着地。

臀大肌（见《运动解剖书》第249页）收缩，抬起骨盆。然后尝试抬起整个后背，直到肩胛骨。这个过程是从下往上依次收缩背肌（见《运动解剖书》第78页）。

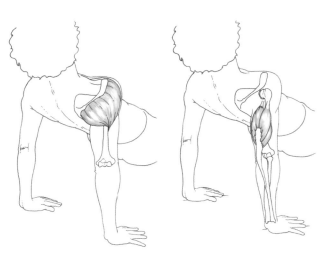

手臂支撑身体
坐在地面上，将双手放在身体后侧的位置。将重心转移到双手上，双手推地（具体推地练习步骤可以参见第42~43页）。

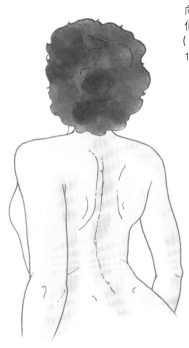

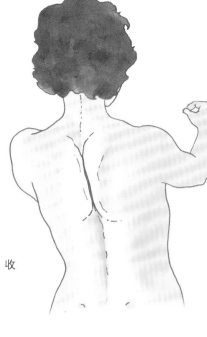

肩部向后推
向后打开肩胛骨，让它们互相靠近，菱形肌（见《运动解剖书》第123页）收缩。

夹紧背部
在肩部紧张的同时，收紧背部上方的肌肉。

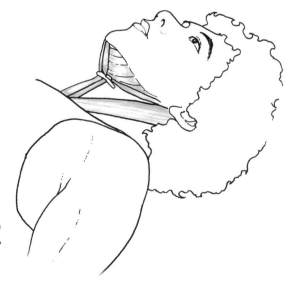

然后尝试使身体从脚到肩保持一条直线，这样就可以完整地做**反台式**了。

为了稳定骨盆，除了以上分解练习外，还需要加上腹肌的练习。

为了防止头和颈部向后掉落，还需要收缩胸锁乳突肌（见《运动解剖书》第88页）和舌骨上、下肌群*（见《运动解剖书》第87页）。

练习者还可以在其他体式中运用到上述动作：
骆驼式、船式。

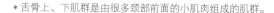

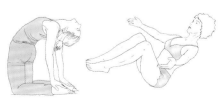

*舌骨上、下肌群是由很多颈部前面的小肌肉组成的肌群。

增强身体后侧肌肉力量：
蝗虫式

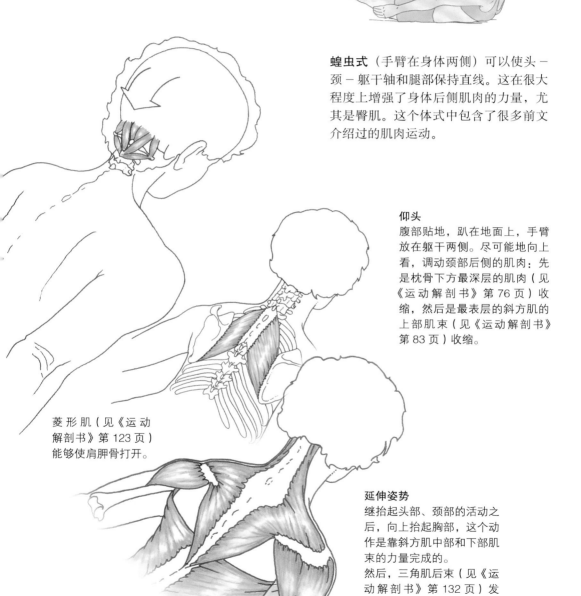

蝗虫式（手臂在身体两侧）可以使头－颈－躯干轴和腿部保持直线。这在很大程度上增强了身体后侧肌肉的力量，尤其是臀肌。这个体式中包含了很多前文介绍过的肌肉运动。

仰头
腹部贴地，趴在地面上，手臂放在躯干两侧。尽可能地向上看，调动颈部后侧的肌肉：先是枕骨下方最深层的肌肉（见《运动解剖书》第 76 页）收缩，然后是最表层的斜方肌的上部肌束（见《运动解剖书》第 83 页）收缩。

菱形肌（见《运动解剖书》第 123 页）能够使肩胛骨打开。

延伸姿势
继抬起头部、颈部的活动之后，向上抬起胸部，这个动作是靠斜方肌中部和下部肌束的力量完成的。
然后，三角肌后束（见《运动解剖书》第 132 页）发力，向后抬起手臂。

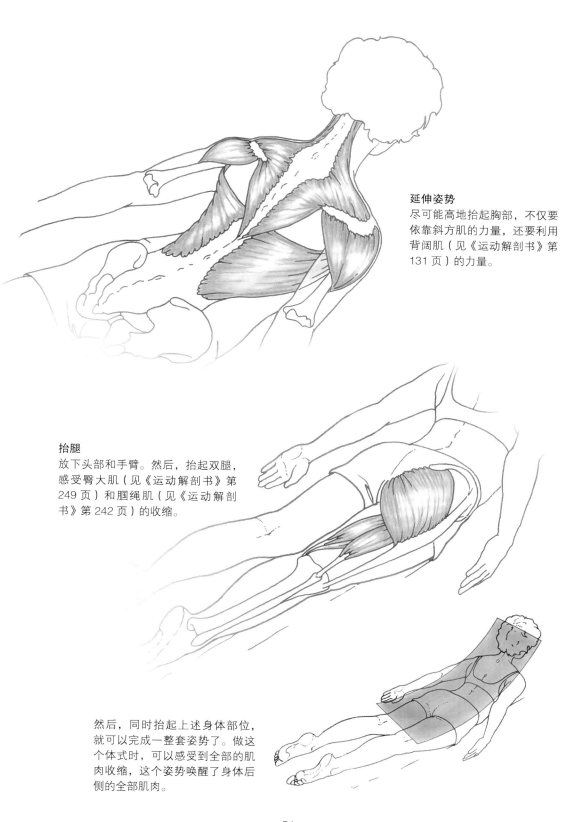

延伸姿势

尽可能高地抬起胸部，不仅要依靠斜方肌的力量，还要利用背阔肌（见《运动解剖书》第131页）的力量。

抬腿

放下头部和手臂。然后，抬起双腿，感受臀大肌（见《运动解剖书》第249页）和腘绳肌（见《运动解剖书》第242页）的收缩。

然后，同时抬起上述身体部位，就可以完成一整套姿势了。做这个体式时，可以感受到全部的肌肉收缩，这个姿势唤醒了身体后侧的全部肌肉。

增强较弱肌肉的力量：鱼式

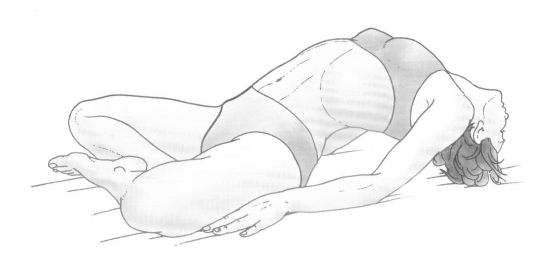

在**鱼式**中，上半身前侧可以得到充分的伸展。为了能顺畅地完成这个动作，要将头部轻轻地放在地面上，让它几乎处于悬空状态，不承受重量。颈部前侧拉长整个身体前侧的结构（韧带、肌肉和脏器），一直延伸至胸部和肩膀，扩胸，打开肩部。

为了避免将身体重量压在头部，需要将上半身的重心转移到支撑身体的手臂上。这需要多个区域的肌肉运动：伸展手臂，保持手臂在躯干后侧，打开肩胛骨，撑起身体。

这些肌肉有个共同点，那就是它们都位于身体后侧。让手臂向前运动或者在体前交叉所需要的肌肉力量，与打开手臂至身体后侧所需要的肌肉力量并不相同，后者需要的肌肉力量是前者的1/2。在**鱼式**中，会用到很多打开双臂所需的肌肉力量。这种肌肉力量还用于打开胸部。我们可以将**鱼式**中用到的动作一个个分解来看。

借助斜方肌和菱形肌，向后打开肩胛骨

这个体式开始时，需要练习者打开肩胛骨，打开肩胛骨需要借助深层肌肉菱形肌（见《运动解剖书》第 123 页）和表层肌肉斜方肌（见《运动解剖书》第 124 页）的力量。如果这两块肌肉不够发达，手臂就不能贴紧身体两侧，也就很难支撑住躯干。

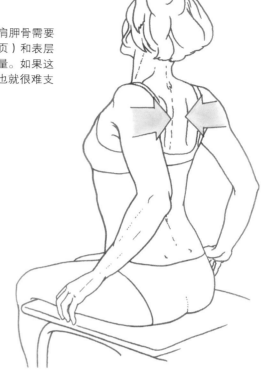

可以通过背部着地，或腹部着地，或坐姿**鱼式**练习向后夹肩膀，从而加强这些肌肉的力量。

然后把这个动作和有力的呼吸结合起来，大口吸气，抬高胸骨，尝试保持有规律的呼吸并且保持姿势。

借助背部肌肉力量抬高胸部，让身体呈弓形

如果背肌力量太弱，胸部不能抬到一定高度，颈部和头部也就不能相对悬空。可以通过**蝗虫式**（见第 50 页）来加强背肌的力量。这个动作的完成也需要配合深呼吸。

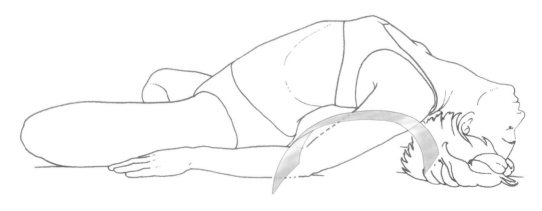

借助肱三头肌打开肘关节

尝试把前臂和手掌贴在地面上，用前臂肌肉的力量撑起上臂。这个动作需要肱三头肌（见《运动解剖书》第 148 页）来完成。如果肱三头肌不够强壮，前臂就无法固定在地面上。

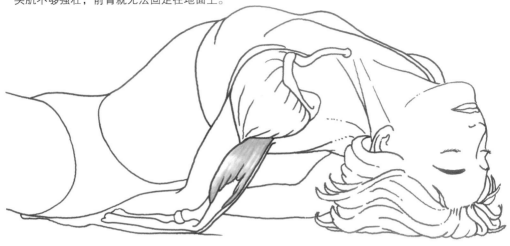

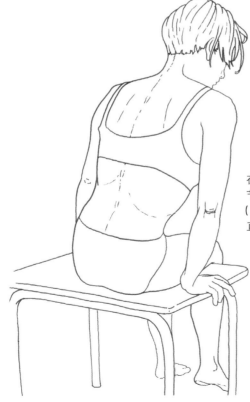

在练习这个体式之前，可以先通过手臂支撑、肘关节稍弯曲的练习来锻炼肱三头肌，比如**平板式**。
（注意：肘关节不能完全伸直，如果肘关节完全伸直，就不再是靠肱三头肌发力了。）

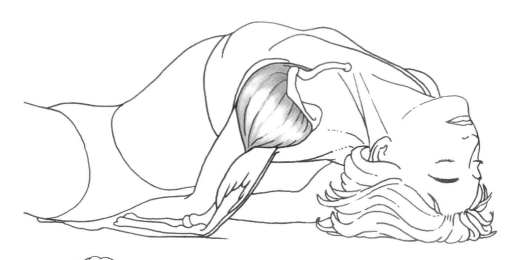

借助三角肌后侧使手臂夹紧躯干

三角肌（见《运动解剖书》第 132 页）有不同的功能，这里是靠三角肌的后侧发力来保持手臂位置的。如果三角肌不够发达，身体就不能靠手臂支撑起来，身体重量也就都压在了头部。

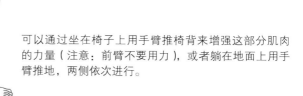

可以通过坐在椅子上用手臂推椅背来增强这部分肌肉的力量（注意：前臂不要用力），或者躺在地面上用手臂推地，两侧依次进行。

练习者还可以在其他体式中运用到上述动作：**蝗虫式、拜日式、战士二式、低位起跑式。**

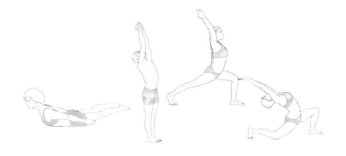

增强颈部肌肉力量：头倒立式

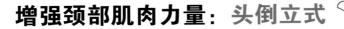

头倒立式需要靠颈椎来平衡身体的全部重量，而颈椎椎体大小仅为腰椎椎体的1/4。在练习时，动作必须精确。

抬起躯干和双腿之前，需要先平衡颈椎：一方面，颈部不能向一边倾斜，同时颈部两侧斜角肌（见《运动解剖书》第86页）要保持紧张以维持身体平衡；另一方面，承受身体重量的是颈椎椎体和椎间盘，而不是椎骨后侧的小关节。因此，颈椎既不能过度僵硬或弯曲，也不能向前倾或向后倾。

双手放在枕骨后侧，防止头部或颈部滑动。颈部要稍弯曲，以防止颈部过度伸展，这样才能使身体的重量沿着脊柱均匀分布。

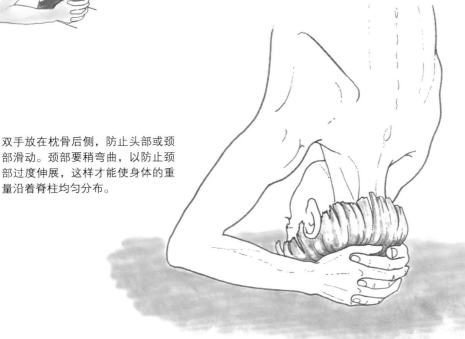

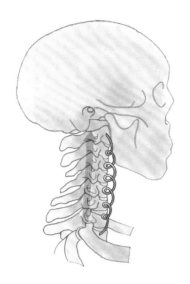

这时候就需要位于颈椎前部深层的肌肉——颈长肌（见《运动解剖书》第 84 页）的参与。颈长肌贴近椎骨，能够改变颈椎曲度，让颈椎保持一条直线。因为颈长肌肌束众多，肌肉运动十分精细，所以颈椎并不会凹陷，颈部会像一根坚实的柱子一样立着，头部在其下方，就像在推地面一样。

感受颈长肌的收缩

在头部姿势*的准备练习中，有一些动作可以帮助练习者找到这块肌肉。

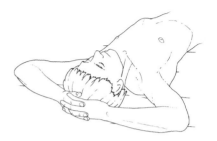

（1）平躺在地面上，髋关节、膝关节和脚踝弯曲，脚掌平放在地面上。双手十指交叉放于头顶（双手放的位置不能靠前，因为靠前会让颈部弯曲；也不能靠后，因为靠后会抬高下巴）。

渐渐弯曲肘关节，同时双手用力抵住头顶。这个动作方向和地面平行，也就是说，目前为止，它是水平方向的。然后，感受头顶对手的作用，这个作用就来自颈椎。

注意：避免出现双下巴（出现双下巴说明有别的肌肉参与活动），整个动作要靠颈椎来发力。在增加颈部肌肉承受重量至数千克之前，先从较小的推力开始，然后每次稍稍增加一点重量。

在开始练习时，先平躺在地面上练习，这样可以保持脊柱成一条直线。

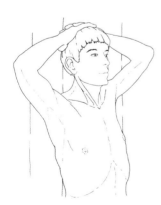

（2）然后，采用站姿，背部紧贴着墙，做弯曲肘关节、双手抵住头顶的动作。注意：背部要始终贴着墙（这并不是为了增加练习的力量，而是为了让脊柱保持直线）。

（3）完成以上练习后，练习者如果感到颈部肌肉力量增强了，可以独立控制运动，就不用贴着墙练习，可以尝试体会**头倒立式**中的肌肉感觉。

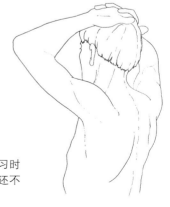

* 在这些强化练习之前，应先调整颈部，使颈椎成直线。如果在练习时感觉有需要，可以在颈后侧垫一块小垫子，但是这说明练习者此时还不具备做头倒立式的力量（关于斜角肌的讲解请参见第 196~197 页）。

增强臀中部肌肉力量：树式

单脚站立，这个姿势需要调整骨盆。

当练习者将脚掌抵着支撑腿时，支撑腿会承受一个较大的力量。在屈膝的同时，这个力量会间接引起髋部的运动（屈曲、外展或外旋），这会使得整个下肢的重量（大腿、小腿、脚）转化成一个水平的推力作用于支撑腿上，可能会使身体发生倾斜。同时，骨盆可能会有以下三种运动。

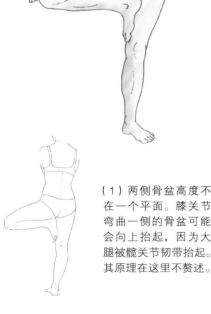

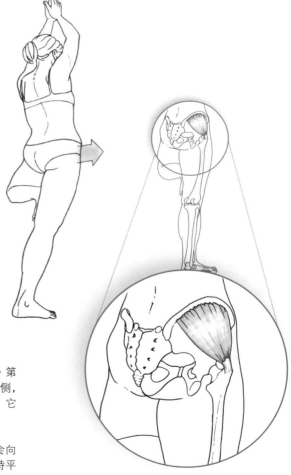

（1）两侧骨盆高度不在一个平面。膝关节弯曲一侧的骨盆可能会向上抬起，因为大腿被髋关节韧带抬起。其原理在这里不赘述。

（2）骨盆被移向支撑腿外侧。换句话说，骨盆和股骨之间的角度在外侧打开的幅度更大。

为了稳定骨盆，臀中肌（见《运动解剖书》第237页）会参与运动。臀中肌位于骨盆外侧，它负责髋关节的外展，如果骨盆固定不动，它能够使大腿从侧面抬起。

但是在本体式中，股骨保持不动，骨盆就会向侧面移动，因此，需要臀中肌的参与来保持平衡，防止骨盆偏离股骨。

体会臀中肌的活动

为了抵消作用于支撑腿侧面的脚掌的推力，练习者可以尝试让支撑腿给予脚一个同样的反作用力。这个力虽然作用在脚上，但其实发生在支撑腿外侧的骨盆，而发力的，正是臀中肌。

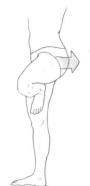

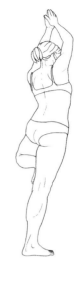

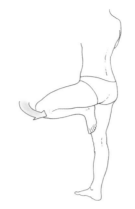

（3）由于支撑腿和弯曲腿的作用，骨盆可能会倾斜，形成一个前倾角。

这里有一组肌群：臀大肌（见《运动解剖书》第249页）和臀三角肌（见《运动解剖书》第250页）。

臀大肌在臀中肌的外层，包裹在髋骨后侧和骶骨上方，一直到阔筋膜处。

位于髋骨前侧的另一块肌肉——阔筋膜张肌也是止于阔筋膜这条长筋膜。

这三者组合在一起构成了臀三角肌。和臀中肌一样，臀三角肌可以使大腿外展。但是它还有另一个功能，它能稳定骨盆，防止骨盆外倾，保持骨盆始终位于支撑腿的正上方。

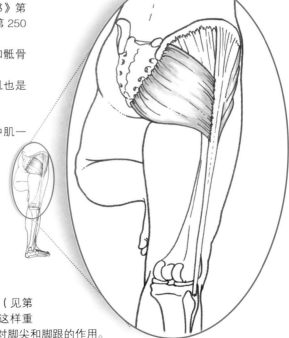

树式的准备练习：唤醒臀大肌

双脚分开，从站立姿态开始。前后晃动身体（见第164~166页），脚尖着地，然后恢复原位，这样重复几次，感受这个只在脚踝内部发生的运动对脚尖和脚跟的作用。

然后重复这样的转换，但是这次只运动骨盆（躯干和头部与骨盆保持垂直），这时候，就需要臀大肌保持紧张。

接着，单腿站立，做同样的动作，当练习者可以很好地控制骨盆时，就可以将上文提到的动作都结合起来了。

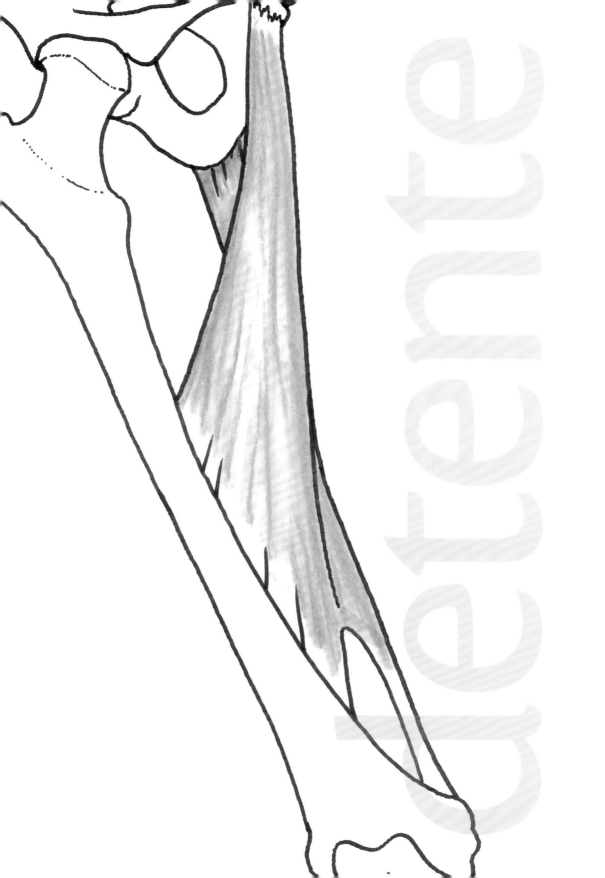

3

肌肉放松与瑜伽体式

比如我们在前一章中看到的，瑜伽体式往往需要很多肌肉的参与，或是整体的肌群，或是特定的肌肉。

和前面两章不同，在这一章里，大家需要学会如何放松肌肉。

这是瑜伽练习的特点之一。瑜伽练习有很多方式可以强健体魄，而不仅仅是通过肌肉发力。有时候，"放松"对于长时间、流畅地保持一个姿势是必不可少的。

这一章将探讨肌肉如何在一个持续很长时间的体式中放松，比如，如何在**尸躺式**中放松。就像保持肌肉紧张并不能毫不费力地完成一样，保持肌肉放松也不是想做到就能做到的。

我们需要像学习如何让肌肉紧张一样学习如何让肌肉放松。

影响肌肉放松的因素

肌肉放松的表现：它所牵引的关节既没有分离的趋势，也不需要肌肉运动以保持稳定。

如果有分离的趋势
比如，靠手部力量把自己悬空挂在一个梯形把手上，由于重力作用，椎骨韧带有松弛的趋势。

这种情况下，躯干（后背、脊柱）的肌肉就无法放松，因为它们要保持关节与关节之间的联系。

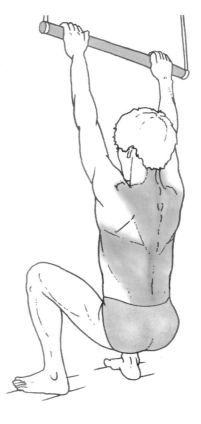

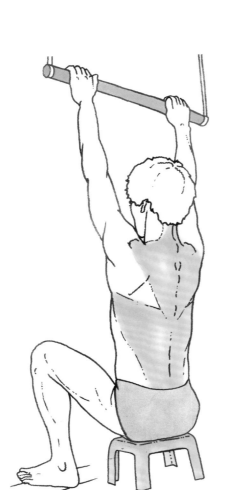

如果臀部或双脚下有支撑物，分离的趋势就不存在了，因为支撑物可以消除躯干肌肉的紧张。

当韧带被拉伸或进入紧张状态时，哪怕是最轻微的、瞬时的紧张，肌肉都会做出反应。要想放松肌肉，就必须消除这些趋势，进入完全相反的状态。

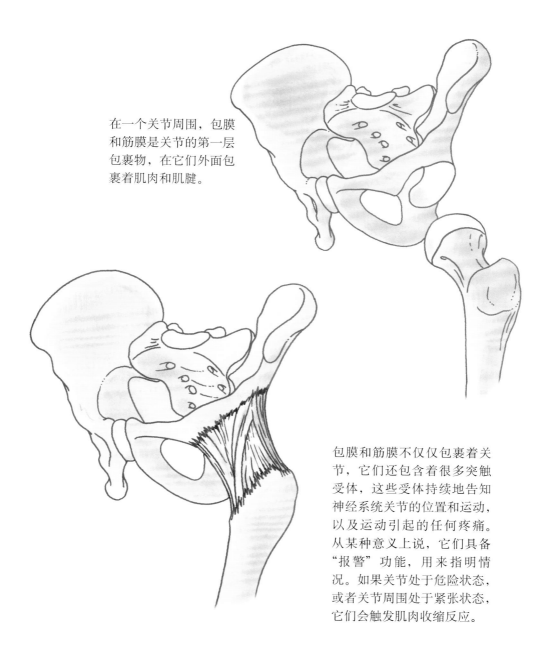

在一个关节周围，包膜和筋膜是关节的第一层包裹物，在它们外面包裹着肌肉和肌腱。

包膜和筋膜不仅仅包裹着关节，它们还包含着很多突触受体，这些受体持续地告知神经系统关节的位置和运动，以及运动引起的任何疼痛。从某种意义上说，它们具备"报警"功能，用来指明情况。如果关节处于危险状态，或者关节周围处于紧张状态，它们会触发肌肉收缩反应。

这种机制是有益的，因为它可以防止肌肉和关节过度分离。

因此，如果练习者想放松关节深层的肌肉，就需要屏蔽筋膜的这种自我保护，让这种机制"沉默"。

肌肉紧张也就会随之得到缓和。

关节放松姿势

每个关节都有一个姿势可以让它的筋膜彻底地放松，我们称之为关节放松姿势。从理论上讲，筋膜不再传导神经系统中让肌肉活动的信号。这种姿势下，关节被固定保持不动，以防止发生或减轻炎症。了解这一点对去除关节肌肉紧张是十分重要的。这一章的第一个主题就是向大家详细介绍多个关节放松姿势。

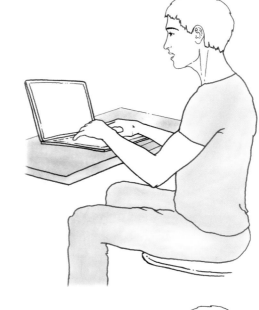

如果维持一个姿势或动作

比如，用电脑打字时，手肘是悬空的。为了维持这个姿势，整个上半身，一直到肩部的肌肉（三角肌、棘上肌）都在紧张着而不能得到放松。

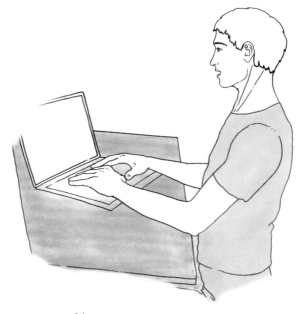

相反，如果手和前臂有支撑物，以上这些肌肉紧张就可以消除。

现在谈到的情况和之前稍微有点不同：促使肌肉紧张的并不是一个"危险"信号，在这里肌肉紧张是为了维持一个姿势或动作。

瑜伽的一些分支，如产后瑜伽、产前瑜伽或者艾扬格瑜伽，都需要在放松状态下开始。

值得注意的是，放松可以通过以下方式来实现。

－放置支撑物，如靠垫、抱枕、瑜伽凳、瑜伽砖、瑜伽垫，在姿势中支撑身体。这些支撑物能起到维持动作或姿势的作用，缓解肌肉紧张。

－控制关节的角度（借助瑜伽带、瑜伽绳、瑜伽砖），可以将关节保持在合适的位置，减轻关节分离的趋势。

这些辅助工具可以帮助身体保持动作所要求的良好姿势，使肌肉不必进行收缩来保持姿势。

借助工具和不借助工具的锻炼效果是不同的：借助工具，肌肉并不会得到与单独完成该动作同等程度的锻炼；但是同时，肌肉运动对关节产生的压力也就没有那么大。

这一章围绕 5 个瑜伽体式讲解了肌肉的放松。

大家可能有各种各样的问题。

· 某个体式真的可以让想放松的部位放松吗?

· 是否需要将放松精确到身体的某个部位才是正确的放松?

· 是否需要辅助姿势来实现放松?

· 这种肌肉放松是身体所需要的吗?

5个主题清单：本章涉及的瑜伽体式

放松总是能像我们想象的那样容易吗：尸躺式

在**尸躺式**中，练习者仰卧，后背着地，四肢稍微分开。要想让肌肉放松，我们常常建议采用这个体式。

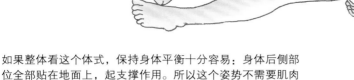

如果整体看这个体式，保持身体平衡十分容易：身体后侧部位全部贴在地面上，起支撑作用。所以这个姿势不需要肌肉收缩。

如果只观察某处关节，会发现其实是正在发生的多个收缩行为（虽然幅度极其微小，但是还是发生了）维持着此处的平衡。可以通过一个两人实验来感受：一人帮另一人摆好这个姿势，然后调整他的肢体。

头部与颈部

大部分情况下，头部是不参与保持平衡的，但是它可以向两侧扭转（这就是枕骨是圆形的原因）。

为了不让头部向一侧扭转，颈部两侧肌肉要保持紧张（这种颈部紧张一般我们是感觉不到的，只有在过度疲惫或者患病的情况下才能感受到）。

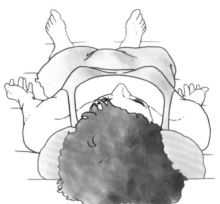

如果耳朵旁有垫子可倚靠，那么颈部肌肉就可以放松了。

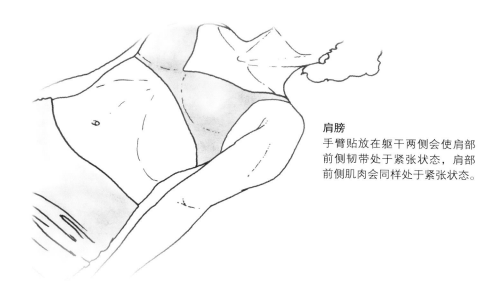

肩膀
手臂贴放在躯干两侧会使肩部
前侧韧带处于紧张状态，肩部
前侧肌肉会同样处于紧张状态。

为了不使肩部前侧筋膜和肌肉处
于紧张状态，肘关节可以轻微弯
曲，向内侧转一点。

可以在每侧手臂下垫一个靠垫，帮助手
臂保持向内的姿势。也可以屈肘，双手
放在身体上。

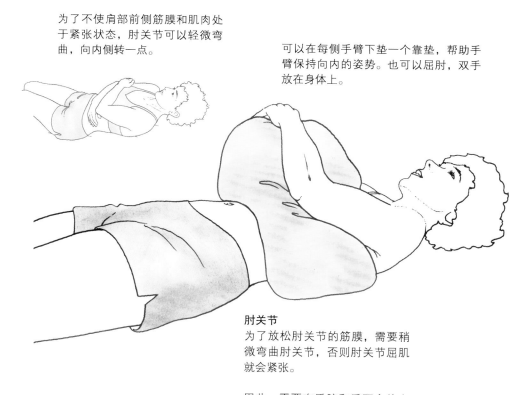

肘关节
为了放松肘关节的筋膜，需要稍
微弯曲肘关节，否则肘关节屈肌
就会紧张。

因此，需要在手腕和手下方垫上
垫子。

髋部和膝关节

为了避免韧带紧张，需要稍稍弯曲髋部和膝关节。否则，髋部前侧、膝关节后侧的韧带紧张（虽然轻微，但真实发生），会导致屈肌处于紧张状态。

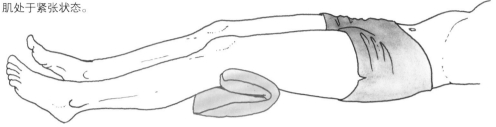

因此，练习者需要在膝关节下方放一个靠垫。

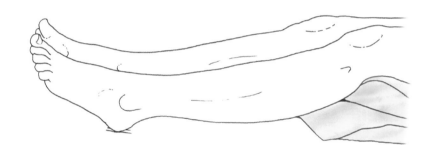

足部

足部如果没有支撑，脚尖就会下垂，即我们说的跖屈。所以就需要有一个虽然微小但真实存在的支撑，此时，小腿前侧的肌肉紧绷。

如果在脚掌前放置一个支撑物，那么肌肉就会放松下来。

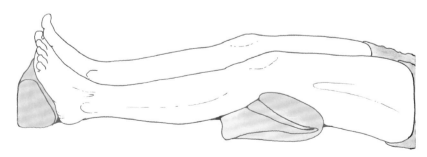

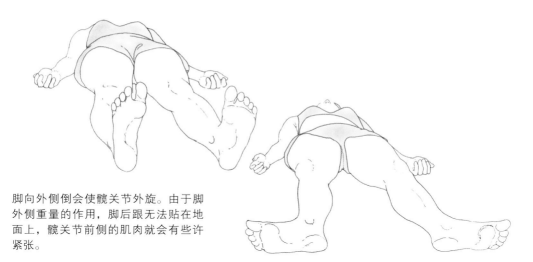

脚向外侧倒会使髋关节外旋。由于脚外侧重量的作用，脚后跟无法贴在地面上，髋关节前侧的肌肉就会有些许紧张。

为了达到完全的放松，需要在每只脚的外侧放置一个支撑物，防止其外旋。或者保持腿部内旋的姿势，这样可以避免脚向两侧倒或转动。

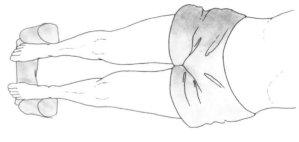

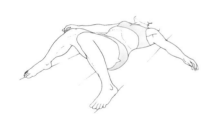

小结

尸躺式是一个"卸下"压力的姿势，身体重量不再需要被支撑，维持身体平衡的肌肉处于放松的状态。但是这个姿势对于关节而言，不利于其深层肌肉的放松。

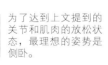

为了达到上文提到的关节和肌肉的放松状态，最理想的姿势是侧卧。

放松三角肌：坐姿

在坐姿中，手臂放在下肢上时，手臂通常是放松的。而这种放松是如何实现的呢？

三角肌（见《运动解剖书》第132页）对于释放肌肉深处的紧张十分重要。首先，我们来看一看与其相关联的其他结构。

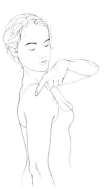

沿着肩侧，肩峰①像个屋顶一样，盖在肱骨之上。

肱骨上方，肱骨头③与肩胛骨关节盂相连，保证手臂可以完成大幅度的动作。在这个关节处有很多深层的肌肉包裹。

这些肌肉中，在肩胛骨上方，冈上肌④通过穿过肩峰下方的肌腱⑤连接到肱骨头外面。冈上肌可以使肱骨②运动。但是，它通常的功能是保持肱骨的位置，使肱骨如同悬挂于肌腱上。

为了避免肩峰在运动时受到摩擦，在骨和肌腱中间有一个很小的滑液囊⑥，里面充满了润滑的液体。

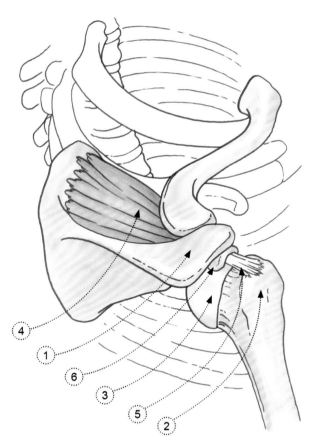

上臂的整个区域被一块大的肌肉覆盖，那就是三角肌，它可以使肱骨抬起。

而另一块牵引肱骨的肌肉无法绕轴转动。因此，三角肌通过减少两块骨头间的距离拉近肱骨和肩峰。

这样可以压紧肩峰下方的肌腱和滑液囊。肌腱如果与肩峰摩擦，可能会引起发炎（肌腱炎）、磨损甚至断裂。

很多肩部的问题都发生在这个部位，因此需要经常将肱骨置于肩峰的下方。

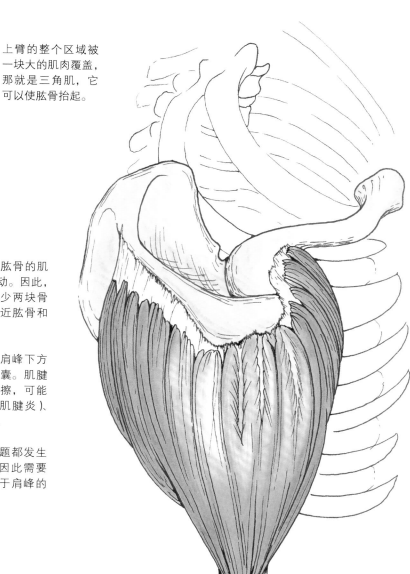

练习者可以通过降低肱骨头（见第 192 页）和放松三角肌两种方式来保护肩部。

练习者可以在坐姿中观察三角肌的放松状态。

坐姿中可以通过改变上臂和前臂的放置方式让肩部肌肉放松或紧张。以下就是两个不同的手臂放置方式的例子。

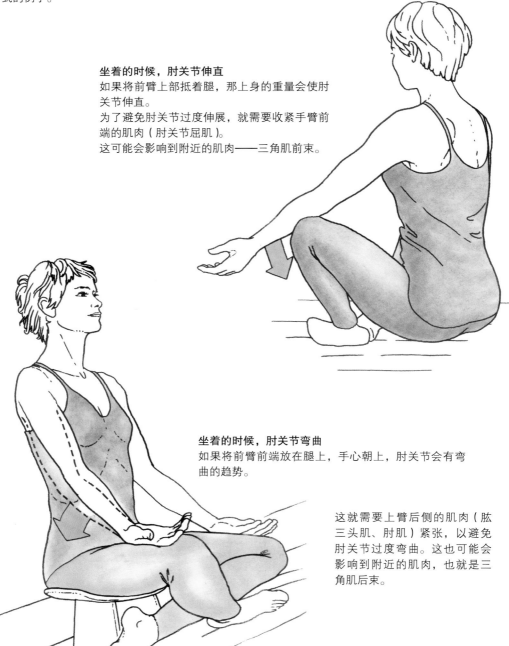

坐着的时候，肘关节伸直

如果将前臂上部抵着腿，那上身的重量会使肘关节伸直。

为了避免肘关节过度伸展，就需要收紧手臂前端的肌肉（肘关节屈肌）。

这可能会影响到附近的肌肉——三角肌前束。

坐着的时候，肘关节弯曲

如果将前臂前端放在腿上，手心朝上，肘关节会有弯曲的趋势。

这就需要上臂后侧的肌肉（肱三头肌、肘肌）紧张，以避免肘关节过度弯曲。这也可能会影响到附近的肌肉，也就是三角肌后束。

在这两种情况下，即使动作的目的是放松手臂，三角肌也得不到放松，不过可以尽量地减轻三角肌的紧张。

我们要注意这一点，尤其是长时间保持以上姿势时。

怎么做才可以呢？尝试不要将上臂"锁紧"在肩峰下，而是想象那里有活动的空间。

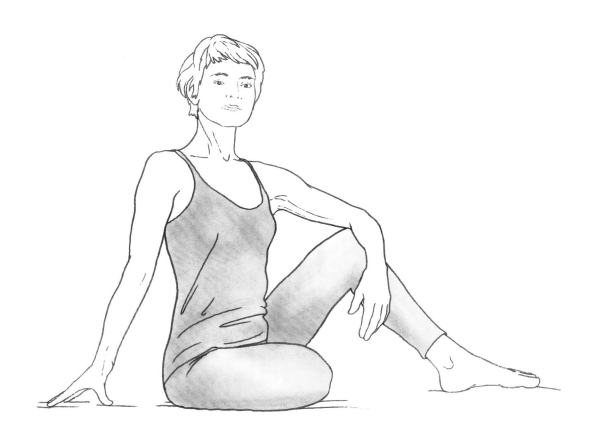

前臂支撑：练习者也可以寻找一种方式来放置手臂，给予真正的支撑，使手臂处于既不弯曲也不伸展的状态。

这因人而异，取决于每个人的腿、臂长度，髋关节的开度，以及选择的坐姿。可以将手撑在地板上来控制前臂。

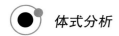
放松躯干：婴儿式

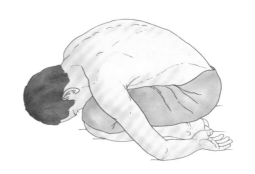

在**婴儿式**中，躯干弯曲贴在大腿上，额头贴在地板上。

某些动作细节的差异决定了这个体式能否使肌肉得到放松。

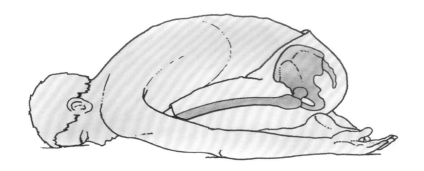

这个体式要求髋关节大幅度地弯曲，在一些变式中会强调这个动作，比如稍稍分开双腿或是将躯干放在大腿之间。

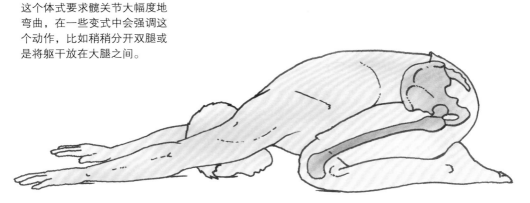

但是髋关节的弯曲程度是有限的（弯曲程度受限于后侧肌肉和韧带的长度，对于体形肥胖的练习者来说，弯曲程度还受限于腹部和腿部间的空间，以及髋关节前侧的骨质结构）。

这种情况下，躯干重量无法都放在大腿上。筋膜紧张，肌肉也无法放松。

练习者可以在躯干下方放置一个长枕头，它的作用有二：

· 一是支撑躯干，让背部肌肉得到放松；
· 二是减小髋关节的弯曲程度，让练习者可以选择一个合适的角度，避免上文提到的后侧筋膜紧张，尽可能地放松此区域的肌肉。

几种值得尝试的变式

可以在头部下方放置一个厚的长枕头，
两腿分开，把头侧着放在枕头上。

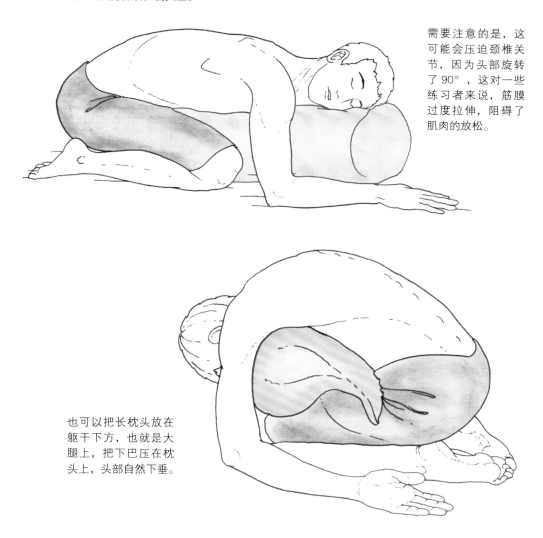

需要注意的是，这可能会压迫颈椎关节，因为头部旋转了90°，这对一些练习者来说，筋膜过度拉伸，阻碍了肌肉的放松。

也可以把长枕头放在躯干下方，也就是大腿上，把下巴压在枕头上，头部自然下垂。

放松内收肌：仰卧束角式

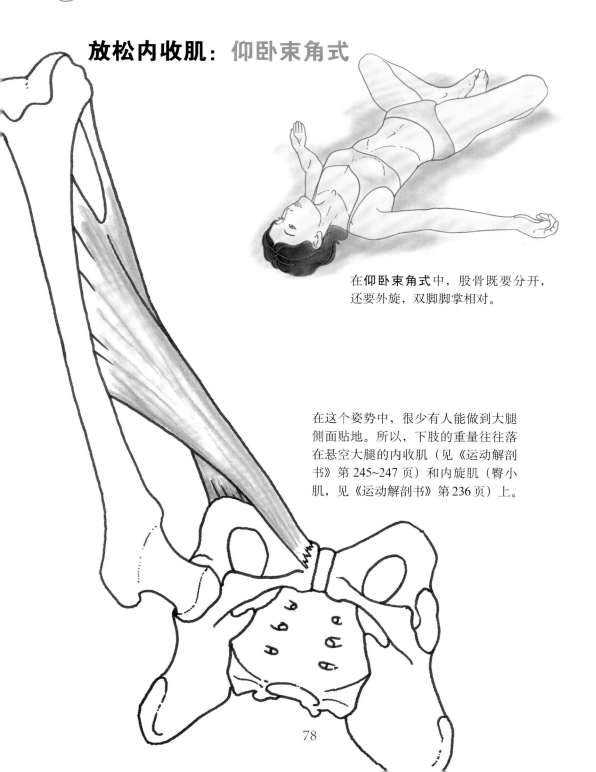

在**仰卧束角式**中，股骨既要分开，还要外旋，双脚脚掌相对。

在这个姿势中，很少有人能做到大腿侧面贴地。所以，下肢的重量往往落在悬空大腿的内收肌（见《运动解剖书》第245~247页）和内旋肌（臀小肌，见《运动解剖书》第236页）上。

一些辅助动作可以让髋关节的肌肉更加放松，得到更多的舒展。

下肢缠一条瑜伽带
将一条封闭的瑜伽带从腰部后侧绕到髋关节前侧，然后用脚踝外侧压住。瑜伽带的作用主要是保持膝关节的弯曲，使膝关节的屈肌得以放松，尤其是股薄肌（见《运动解剖书》第 246 页）。

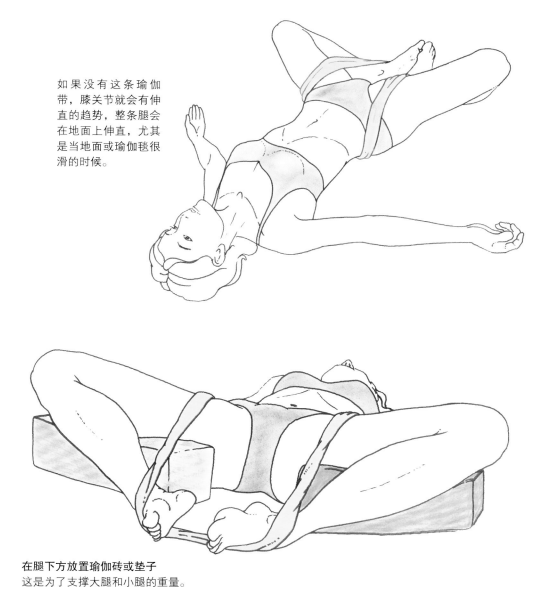

如果没有这条瑜伽带，膝关节就会有伸直的趋势，整条腿会在地面上伸直，尤其是当地面或瑜伽毯很滑的时候。

在腿下方放置瑜伽砖或垫子
这是为了支撑大腿和小腿的重量。

79

需要注意的是：两个髋关节
打开的角度可能是不对称的
（这十分常见）。如果练习者
想放置支撑物，有两种选择。

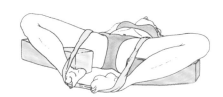

• 根据髋关节的最大打开程度选择
支撑物厚度，也就是图中的右侧髋
关节。

这可以很好地支撑右侧腿，但是另
一侧的大腿和小腿就无法得到支撑，
肌肉为了抵消重力就无法放松。

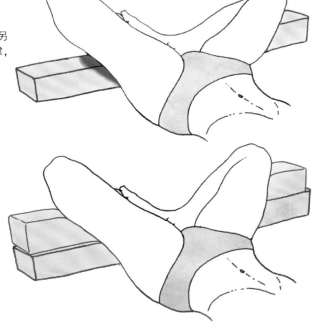

• 根据髋关节的最小打开程
度选择支撑物厚度，这样两
侧的髋关节都可以得到支撑。
但是打开程度相对更大那一
侧的髋关节会被往里合上一
些，肌肉处于短缩状态。

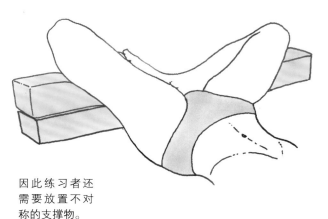

因此练习者还
需要放置不对
称的支撑物。

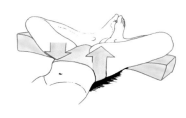

有一种方法无须考虑这么多，就是将骨
盆放在一个不对称的位置上，找到一个
两侧髋关节都舒适的支撑角度。但是骨
盆与地面的接触就不是对称的了（臀部
的一侧会比另一侧受更多力）。

在头部、胸部和腰部上侧垫上垫子

这使得躯干上半部分高于骨盆，形成一个前倾角，此角度对于髋关节来说是一个弯曲。这样可以放松内旋肌（臀小肌）和内收肌。

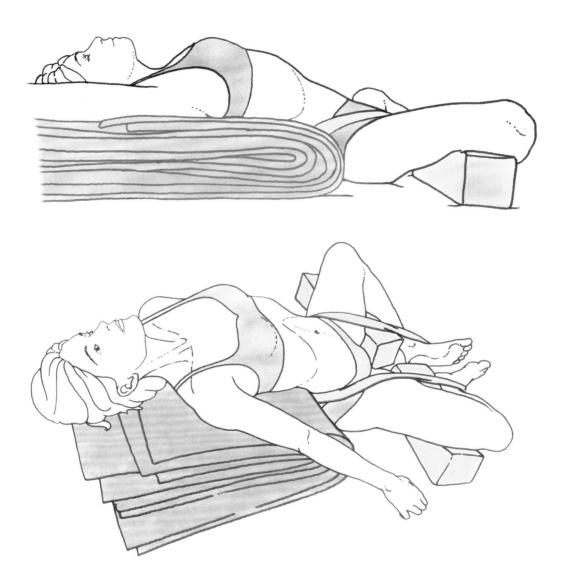

这个辅助动作让肌肉活动空间更大，肌肉更加放松，髋关节活动更充分，大腿可以更舒适地放于地面或者两侧的垫子上。

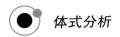

放松一侧肌肉：半月式

半月式中，是每一块椎骨都要依次向体侧做侧弯的动作，这就形成一个凹面曲线（弯曲一侧）和一个凸面曲线（对侧）。

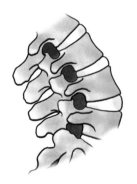

本体式的完成依赖于一个个椎间关节。在脊柱的两侧，有一块区域会受到体侧动作的影响，即椎间孔（见《运动解剖书》第36页），也称神经孔。

凹面曲线一侧，椎间孔变窄。

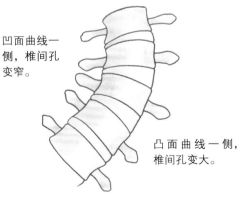

凸面曲线一侧，椎间孔变大。

每个椎间孔内有脊神经（图中黄色部分），它们离椎间盘非常近，侧弯运动会改变其形状。

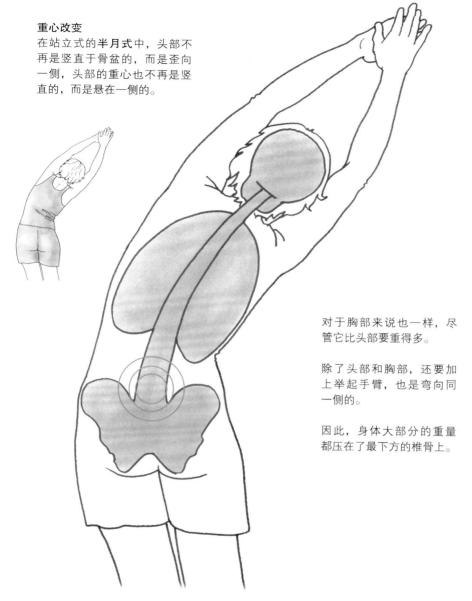

重心改变

在站立式的**半月式**中，头部不再是竖直于骨盆的，而是歪向一侧，头部的重心也不再是竖直的，而是悬在一侧的。

对于胸部来说也一样，尽管它比头部要重得多。

除了头部和胸部，还要加上举起手臂，也是弯向同一侧的。

因此，身体大部分的重量都压在了最下方的椎骨上。

小结

随着动作延续时间的加长，身体弯曲一侧的椎间盘压力会增加，最终压力可能到达椎间盘承受的极限。这可能会导致椎间盘劳损（变细、变薄，甚至断裂）。同时，椎间盘还可能会压迫邻近的神经根。

因此，在做体侧运动时，需要控制这个压力以保护椎间盘和神经根。

为了调节体侧运动的幅度，需要收缩凸面曲线一侧的肌肉。

需要注意的是：当身体向一侧，比如右侧弯曲时，运动方向和运动趋势都是向右的，人们普遍认为右侧的肌肉需要收缩（即弯曲一侧的肌肉紧张），因为这一侧被挤压，有褶皱；而另一侧则会有强烈的拉伸感，人们就会认为另一侧的肌肉仅仅是拉伸而已。

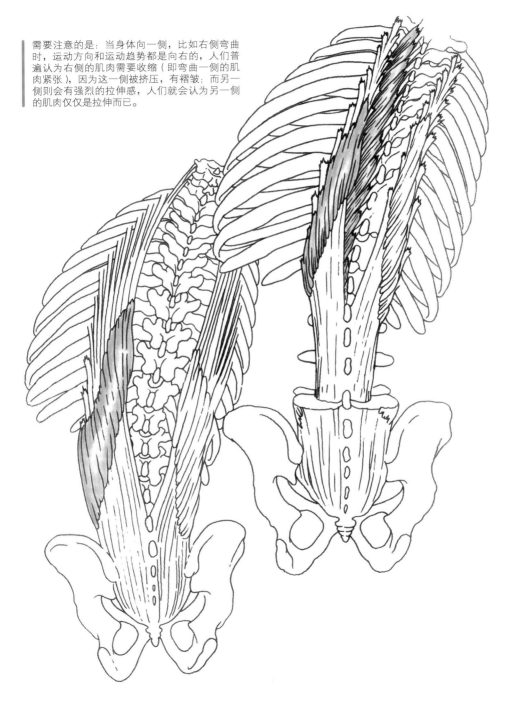

尝试伸长身体

想象自己在长高是一个可以带动肌肉运动的方法。当练习者尝试拉长自己身体的时候，身体构成的曲线就会受到限制，曲率变得更平。

这种方式只对控制身体凸面曲线一侧的肌肉发挥作用，对另一侧肌肉则不起作用。

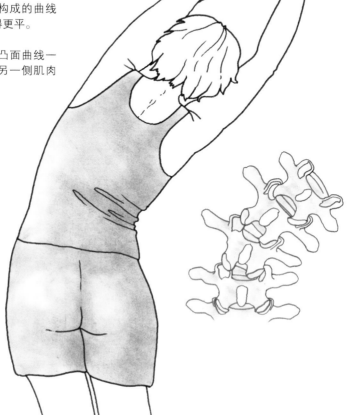

强调肌肉运动，而非肌肉放松

学习这个体式时，加强凸面曲线一侧的肌肉是很重要的。练习者可以触摸这一侧的肌肉，感受它的紧张。

相反，如果通过放松这一侧的肌肉来完成这个体式，那就大错特错了，这样会使这一侧肌肉失去保护作用。肌肉松弛的地方是凹面曲线一侧。

练习者还可以在其他侧屈体式中运用到上述动作：**三角式、头碰膝式、门闩式。**

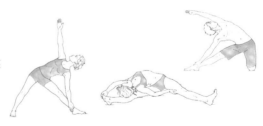

85

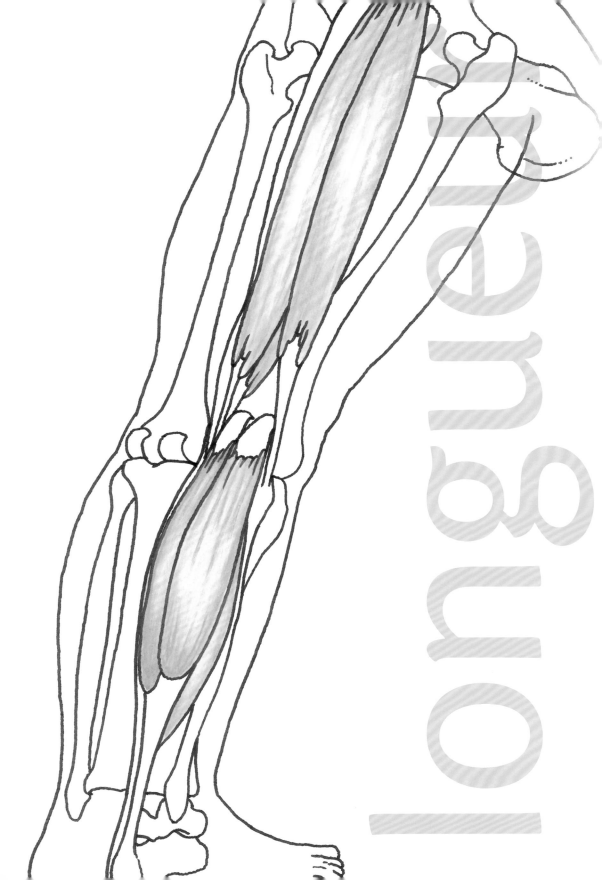

4

肌肉长度与瑜伽体式

瑜伽的特点之一是解锁身体一些不常做的动作。

英雄式中的屈膝动作和日常生活中（比如坐下或下楼梯时）用到的屈膝动作有什么相同之处？

瑜伽练习可以增大关节的运动幅度。同时，在练习一些体式时，需要身体足够柔软，或者将紧张的肌肉变得柔软。

然而，大幅度的运动对身体来说并不总是那么容易，如果在身体还没有准备好的状态下进行大幅度运动，就会有受伤的风险。在大幅度拉伸关节的运动中，"打头阵"的是肌肉组织。几乎在每一个体式里，肌肉都需要被拉伸。这就是这一章所讨论的问题。

影响肌肉长度和延长肌肉的因素

没有被拉紧的肌肉，会随着时间的推移而缩短。

对一块肌肉来说，它的长度是一个可变值，这个值不仅因人而异，在同一个人身上，不同情况下肌肉的长度也是可变的。

肌肉能够被拉伸是通过一个反向运动的牵拉。

比如，练习者想拉伸作为髋关节伸肌的臀大肌，就需要使髋关节弯曲。

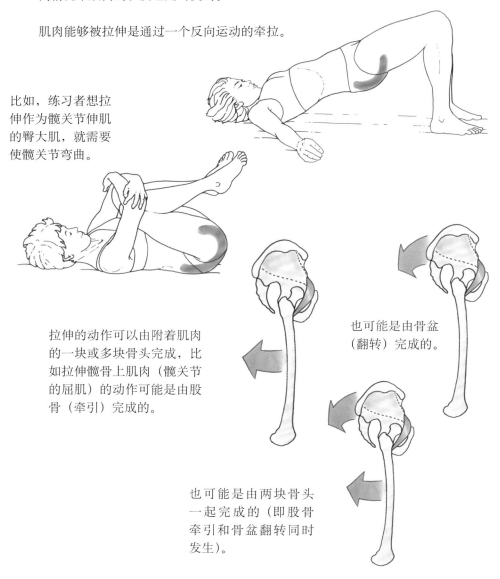

拉伸的动作可以由附着肌肉的一块或多块骨头完成，比如拉伸髋骨上肌肉（髋关节的屈肌）的动作可能是由股骨（牵引）完成的。

也可能是由骨盆（翻转）完成的。

也可能是由两块骨头一起完成的（即股骨牵引和骨盆翻转同时发生）。

双关节的肌肉拉伸

如果一块肌肉附着在三块骨头上，那么想要拉伸这块肌肉，就需要其中两个关节完成一个与拉伸相反的动作。

比如，大腿的股直肌上至髋骨，下至胫骨，同时越过髋关节和膝关节。

如果想拉伸股直肌，就需要同时打开髋关节、弯曲膝关节。
如果只做其中一个动作，这块肌肉就无法得到拉伸。

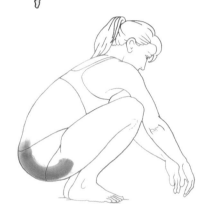

被拉伸肌肉的运动状态

在拉伸肌肉的运动中，肌肉要么是被动拉伸（也就是我们现在谈到的肌肉拉伸），要么是主动拉伸（肌肉收缩时，一个反向动作正在发生，也就是离心收缩，见第 14 页）。

一块肌肉不能被自身的运动拉伸，只能通过外部力量来拉伸，而外部力量是多样化的。

比如，**婴儿式**中，为了完成蹲姿，重力引起髋关节的弯曲，臀大肌得到拉伸。

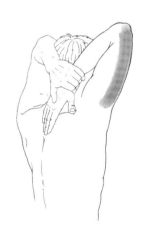

牛面式中，屈肘的动作是通过相扣的双手牵引实现的，肱三头肌得到拉伸。

背部伸展式中，在手的牵引下产生的额外的重力使躯干向前屈。

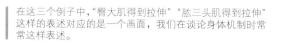

在这三个例子中，"臀大肌得到拉伸" "肱三头肌得到拉伸"这样的表述对应的是一个画面，我们在谈论身体机制时常常这样表述。

肌肉红色部分的拉伸

在整块肌肉的收缩部分，拉伸会使得肌动蛋白和肌球蛋白向相反方向滑动。
此现象与在第 4 页讲到的肌肉收缩并不矛盾。

从图中可以看出，与肌动蛋白接触的肌球蛋白的数目变少，从而减少肌肉的收缩程度。

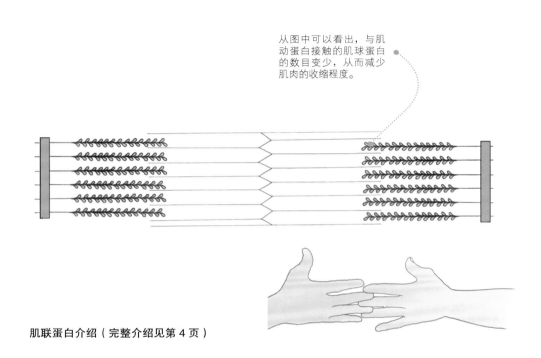

肌联蛋白介绍（完整介绍见第 4 页）

肌联蛋白是一种巨型蛋白（名字源于 titan），连接 Z 线、肌球蛋白与 A 带，它的作用和弹簧相似。

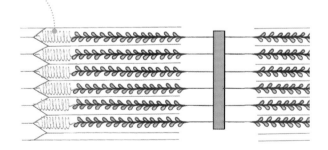

肌联蛋白对保持肌节结构的稳定性与弹性十分重要。

当肌纤维被拉伸时，为了折叠、收缩肽序列链，肌联蛋白逐渐被拉伸。这就如同弹簧的工作原理，产生了一个回缩的弹力。

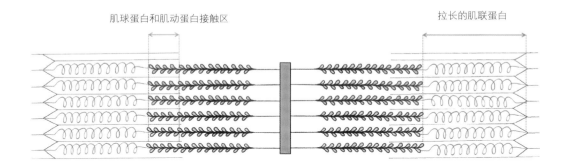

由于肌联蛋白的形状和结构，它负责的是当肌纤维被过度拉伸时，使肌肉产生被动张力。

在拉伸的过程中，起主要作用的肌肉成分随拉伸程度不同而变化。
– 轻度拉伸时，主要起作用的是肌球蛋白和肌动蛋白。
– 高强度拉伸时，主要起作用的是肌联蛋白。

肌肉白色部分的拉伸

因为胶原纤维是筋膜结缔组织的主要组成部分，所以肌肉被拉伸时会拉紧胶原纤维，使胶原纤维变得更细。

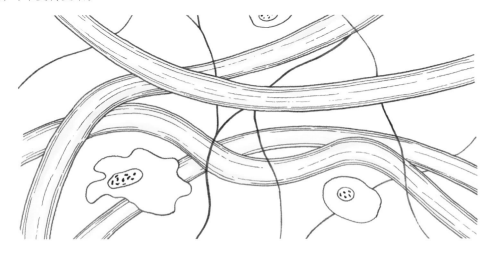

这一章围绕两个问题介绍瑜伽中的一些体式主要拉伸的肌肉。

· 某体式可否快速完成以便拉伸某块肌肉？如果可以，这样做有什么好处？
· 为了正确地完成一个体式，是否需要提前拉伸其他肌肉？如果是，我会为大家提供对应的拉伸练习。

注意：每个主题都只举一些例子组，并不包括全部的练习。
每个体式中，某块肌肉或某组肌群会被拉伸，但并不仅仅是这一块肌肉或这一组肌群被拉伸。
另外，所介绍的拉伸某块肌肉的体式并不是唯一的拉伸这块肌肉的体式。
因此，每个主题会同时列出拉伸同一块肌肉的其他姿势。

14个主题清单：本章涉及的瑜伽体式

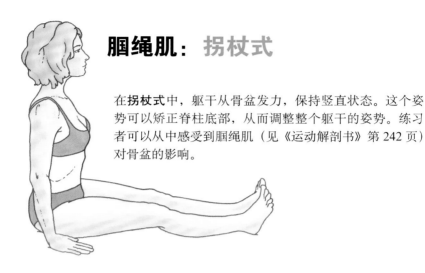

腘绳肌：拐杖式

在**拐杖式**中，躯干从骨盆发力，保持竖直状态。这个姿势可以矫正脊柱底部，从而调整整个躯干的姿势。练习者可以从中感受到腘绳肌（见《运动解剖书》第 242 页）对骨盆的影响。

感受骨盆的移动
以金刚座的体式开始，或者坐在一个很矮的座位上，以保证髋关节和膝关节成 90° 弯曲。

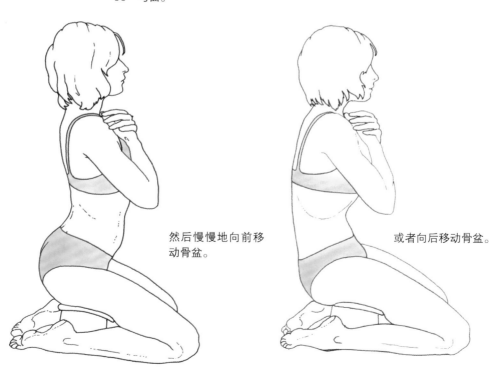

然后慢慢地向前移动骨盆。

或者向后移动骨盆。

骨盆前倾时的腰部曲线

可以将手放在腰部，用手掌感受一下
腰部的曲线。后侧的腰椎向前凹陷，
从而形成腰部曲线，这是腰椎的正常
曲线。

当骨盆前倾时，这个凹陷的曲线依然
存在，只是位置向上移动了一点。

把手向下移动一点，感受一下骶骨，
它有点向后凸起。

自上而下、自下而上地滑动手掌，感
受这两条曲线：下方，骶骨凸起；上
方，腰部凹陷。

骨盆后倾时腰部曲线消失
将骨盆向后移动，把手放在背部，
可以感受到腰椎的凹陷消失了。

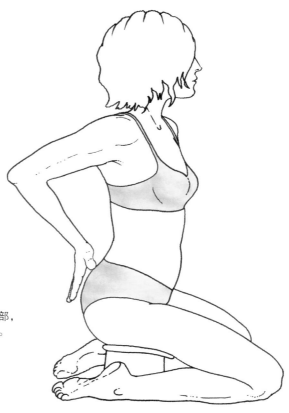

骨盆的运动和脊椎的运动是相连的，可以多做几次
这样的动作感受一下。然后，骨盆前倾坐好。

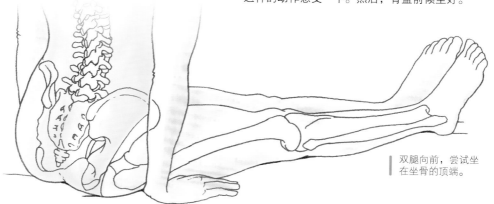

双腿向前，尝试坐
在坐骨的顶端。

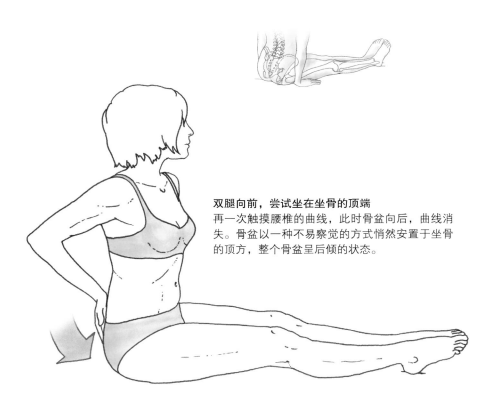

双腿向前，尝试坐在坐骨的顶端

再一次触摸腰椎的曲线，此时骨盆向后，曲线消失。骨盆以一种不易察觉的方式悄然安置于坐骨的顶方，整个骨盆呈后倾的状态。

这种后倾不同于之前移动骨盆产生的后倾，这是非选择性的，是由于腘绳肌（见《运动解剖书》第 242 页）拉伸而产生的。

每当髋关节弯曲或膝关节伸直的时候，这部分肌肉就会被拉伸。

腘绳肌会牵引其上方连接的骨骼，从而实现骨盆的后倾。

通常，当练习者坐下、伸直腿时，在短时间内，腘绳肌会使骨盆后倾。

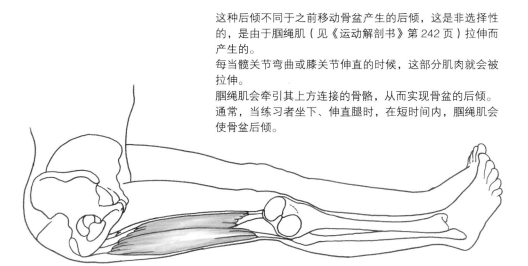

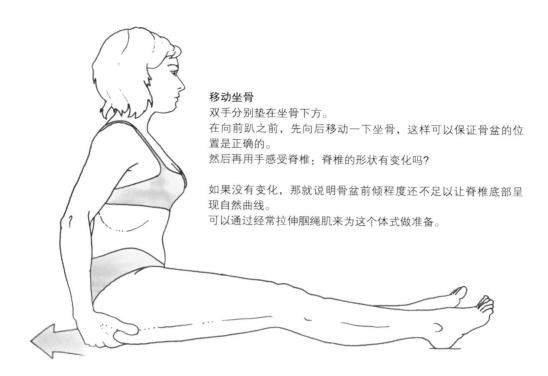

移动坐骨

双手分别垫在坐骨下方。

在向前趴之前，先向后移动一下坐骨，这样可以保证骨盆的位置是正确的。

然后再用手感受脊椎：脊椎的形状有变化吗？

如果没有变化，那就说明骨盆前倾程度还不足以让脊椎底部呈现自然曲线。

可以通过经常拉伸腘绳肌来为这个体式做准备。

提起骨盆

练习者可以借助硬质泡沫瑜伽砖做出**拐杖式**。瑜伽砖可以减小髋关节的旋转角度，缓和腘绳肌的拉伸程度，这样会使骨盆和脊椎变得更灵活。

这个适应性练习可以在腘绳肌拉伸不够长的情况下保护脊椎。

在**拐杖式**中学会运用坐骨，是完成**背部伸展式**（见第 106 页）的基础。

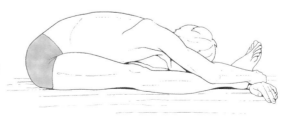

97

拉伸腘绳肌

（使用瑜伽带）

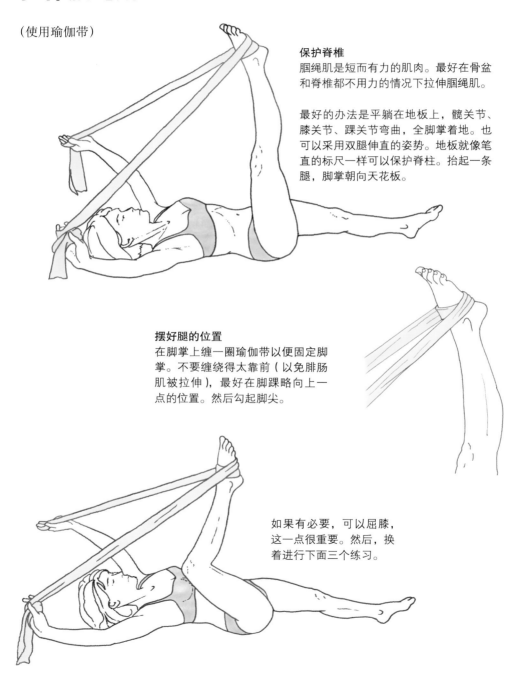

保护脊椎
腘绳肌是短而有力的肌肉。最好在骨盆和脊椎都不用力的情况下拉伸腘绳肌。

最好的办法是平躺在地板上，髋关节、膝关节、踝关节弯曲，全脚掌着地。也可以采用双腿伸直的姿势。地板就像笔直的标尺一样可以保护脊柱。抬起一条腿，脚掌朝向天花板。

摆好腿的位置
在脚掌上缠一圈瑜伽带以便固定脚掌。不要缠绕得太靠前（以免腓肠肌被拉伸），最好在脚踝略向上一点的位置。然后勾起脚尖。

如果有必要，可以屈膝，这一点很重要。然后，换着进行下面三个练习。

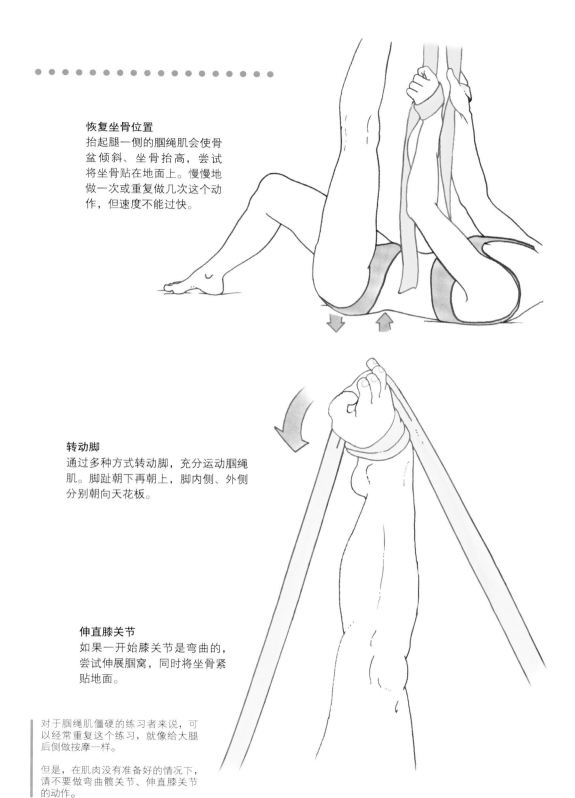

恢复坐骨位置

抬起腿一侧的腘绳肌会使骨盆倾斜、坐骨抬高，尝试将坐骨贴在地面上。慢慢地做一次或重复做几次这个动作，但速度不能过快。

转动脚

通过多种方式转动脚，充分运动腘绳肌。脚趾朝下再朝上，脚内侧、外侧分别朝向天花板。

伸直膝关节

如果一开始膝关节是弯曲的，尝试伸展腘窝，同时将坐骨紧贴地面。

对于腘绳肌僵硬的练习者来说，可以经常重复这个练习，就像给大腿后侧做按摩一样。

但是，在肌肉没有准备好的情况下，请不要做弯曲髋关节、伸直膝关节的动作。

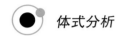

腘绳肌和腓肠肌：下犬式

在**下犬式**中，我们四肢着地，双手、双脚贴于地面，此时骨盆处于最高点，身体呈三角形。

为了让整个脊柱成一条直线，需要让坐骨朝向天花板。这不一定轻轻松松就可以做到。

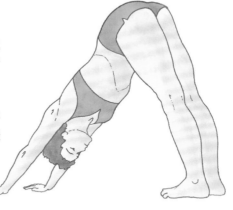

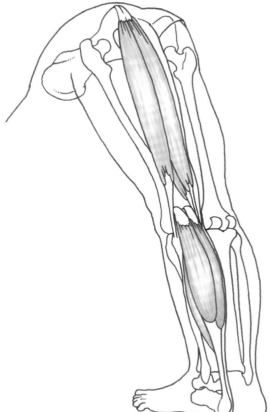

主要的障碍来自肌肉：腘绳肌紧张。除了腘绳肌，这个动作还需要脚跟贴住地面，这会使得另一组肌肉——腓肠肌（见《运动解剖书》第292页）紧张。

腓肠肌是小腿三头肌的一部分，上端与股骨相连，向下延伸到跟腱，止于跟骨。因此，它负责膝关节和踝关节的弯曲。

当练习者弯曲一条腿，将其贴紧另一条伸直的腿时，腓肠肌就能得到拉伸。

在**下犬式**中，腓肠肌得到高度拉伸；如果腓肠肌不够长，膝关节就会弯曲，或者脚跟就会翘起来。

对于初级练习者来说，不太可能同时完成锻炼两组肌群（腘绳肌和腓肠肌）的完整动作。所以，这里为大家提供了以下调整练习。

如果腓肠肌过短（尤其对于那些爱穿高跟鞋的练习者来说）而腘绳肌够长
减小手、脚之间的距离，这需要髋关节做更大的转动，但是脚踝处的角度更小。

如果腘绳肌过短而腓肠肌够长
练习者髋关节的转动会受限。这种情况下，增大手、脚之间的距离，这样可以减小髋关节的转动，增大踝关节的转动。

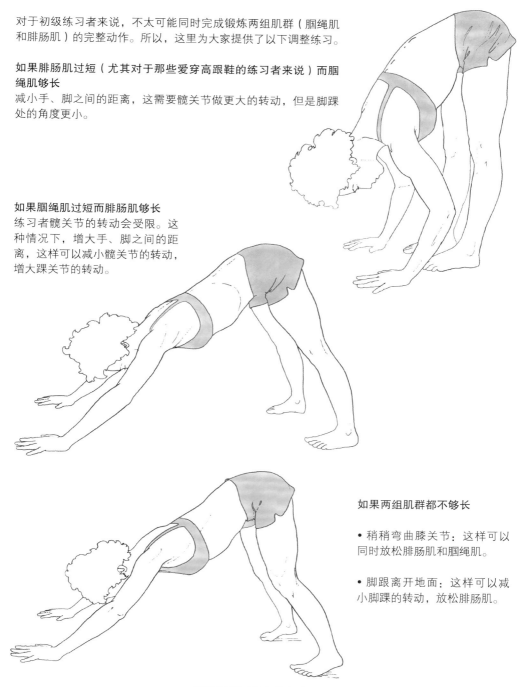

如果两组肌群都不够长

• 稍稍弯曲膝关节：这样可以同时放松腓肠肌和腘绳肌。

• 脚跟离开地面：这样可以减小脚踝的转动，放松腓肠肌。

• 同时采用以上两种办法。
在**下犬式**中，最重要的是让坐骨保持竖直朝上。

101

拉伸小腿三头肌

（使用瑜伽带）

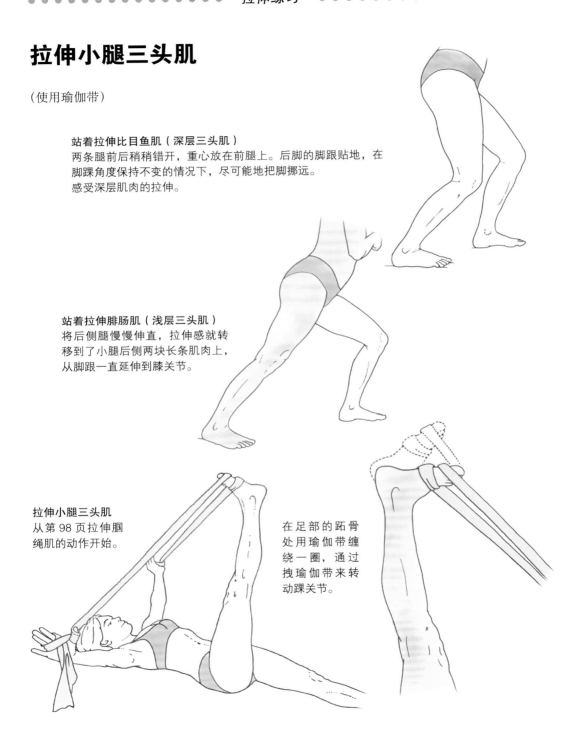

站着拉伸比目鱼肌（深层三头肌）
两条腿前后稍稍错开，重心放在前腿上。后脚的脚跟贴地，在脚踝角度保持不变的情况下，尽可能地把脚挪远。
感受深层肌肉的拉伸。

站着拉伸腓肠肌（浅层三头肌）
将后侧腿慢慢伸直，拉伸感就转移到了小腿后侧两块长条肌肉上，从脚跟一直延伸到膝关节。

拉伸小腿三头肌
从第98页拉伸腘绳肌的动作开始。

在足部的距骨处用瑜伽带缠绕一圈，通过拽瑜伽带来转动踝关节。

屈膝拉伸小腿三头肌
开始时，保持膝关节弯曲。
将脚趾拽向自己，感受跟腱
和比目鱼肌的拉伸。这一动
作中，膝关节后侧并不会产
生拉伸感。

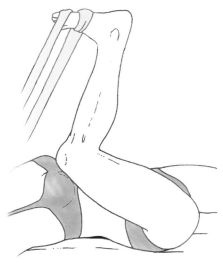

转动脚
通过瑜伽带向内、向外转动
脚趾，或是让脚内侧、外侧
分别朝向天花板。

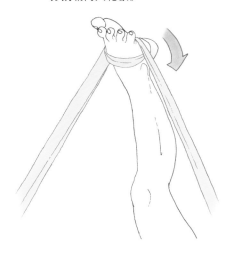
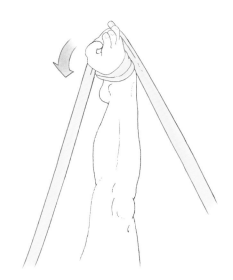

拉伸腓肠肌
弯曲一条腿，将膝关节收至腹部，使骨盆向后倾，然后恢复原位。当踝关节弯曲时，也就是勾着脚
时，慢慢伸直膝关节：腓肠肌自上而下得到拉伸，直到膝关节后面的腘窝处。上半部分的腓肠肌也得
到拉伸。

拉伸下肢后侧肌肉链
将之前收至腹部的腿沿着地面伸开，骨盆不再后倾。继续之前做的拉伸，但是这一次，除了小腿三头
肌的拉伸，还有腘绳肌的拉伸。

臀大肌：花环式

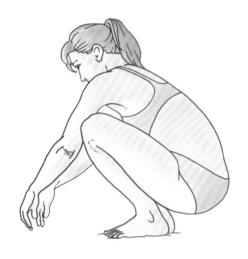

花环式以蹲姿开始，练习者蜷缩躯干，屈腿，屈膝关节。

躯干的重量落在腿前侧，手臂也放在身体前方。

花环式与前两个体式（还有前一章中的每个体式）相比，髋关节弯曲程度更大。为什么呢？因为，当膝关节弯曲时，腘绳肌并没有紧张，无法控制髋关节的转动角度，所以髋关节会极大幅度地转动，甚至会到达极限。

由于躯干的重量作用在骨盆上，所以髋关节的转动幅度会加大。

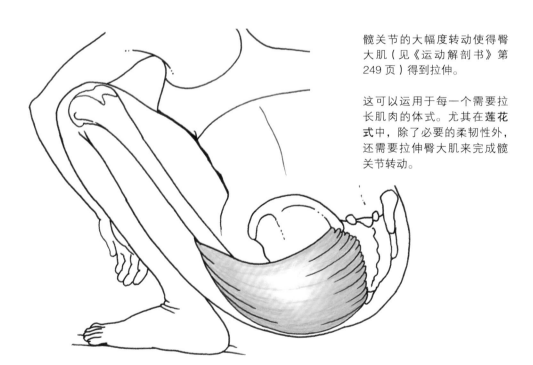

髋关节的大幅度转动使得臀大肌（见《运动解剖书》第249页）得到拉伸。

这可以运用于每一个需要拉长肌肉的体式。尤其在**莲花式**中，除了必要的柔韧性外，还需要拉伸臀大肌来完成髋关节转动。

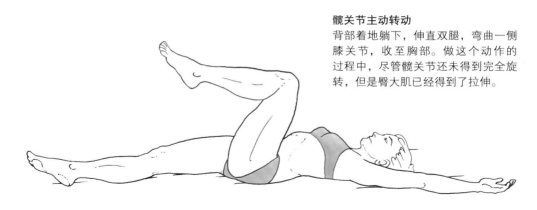

髋关节主动转动
背部着地躺下，伸直双腿，弯曲一侧膝关节，收至胸部。做这个动作的过程中，尽管髋关节还未得到完全旋转，但是臀大肌已经得到了拉伸。

髋关节被动转动
双手交叉，抱紧弯曲的膝关节，弯曲肘关节将膝关节锁在腹部。感受髋关节完全的旋转，臀大肌也得到了完全拉伸。

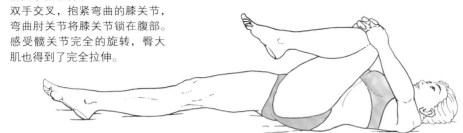

稳定骨盆
在腰下方垫一个支撑物，这可以使骨盆稍稍前倾。

然后重复之前的动作，双手抱住膝关节（这是**炮弹式**中的姿势）。由于支撑物将骨盆顶住，使其无法后倾，臀大肌会更加紧张。

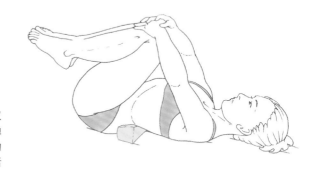

能拉伸臀大肌的其他体式：**婴儿式、炮弹式、新月式。**

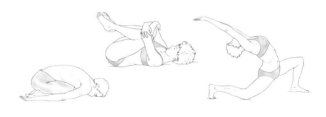

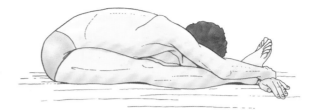

背阔肌：背部伸展式

练习**背部伸展式**时，练习者坐在地上，双膝向前伸直，头、躯干、手臂向前伸。

理想状况下，所有的动作都应该从髋关节发力：骨盆轴转动，带着脊柱整体向前。骨盆处会有大幅的动作发生，而脊柱仅仅是沿着大腿延长，几乎没有转动，腿部也不发生弯曲。

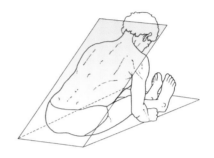

> 要想完成以上练习，腘绳肌必须足够长，骨盆才能自由地向前滑动（换句话说，必须先完成**拐杖式**才能完成本体式，正如我们在第 97 页提到的一样）。

这样的话，就可以在保护椎间盘和筋膜不受伤的同时，达到本体式的练习目的：拉伸整个身体后侧，尤其是背部最大的收缩肌——背阔肌（见《运动解剖书》第131 页）。

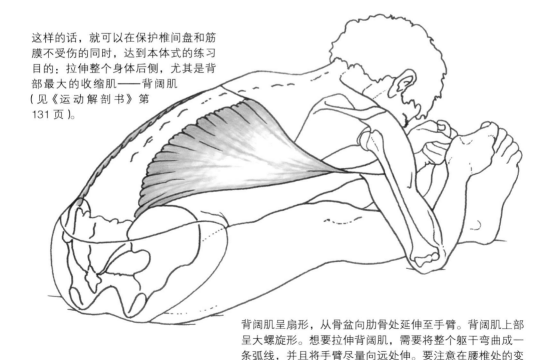

背阔肌呈扇形，从骨盆向肋骨处延伸至手臂。背阔肌上部呈大螺旋形。想要拉伸背阔肌，需要将整个躯干弯曲成一条弧线，并且将手臂尽量向远处伸。要注意在腰椎处的变化，以下两个练习可以帮助练习者理解。

通过"向上"来拉伸背阔肌
站姿，手臂竖直向上，尽可能地伸长。
在这个"向上"的过程中，手臂会拉伸
上部的背阔肌。
同时，下方的腰椎会受到挤压，因为背
阔肌拉伸会给腰椎上部施加压力，从而
牵引腰椎向下嵌入骨盆。

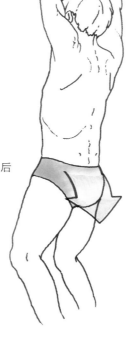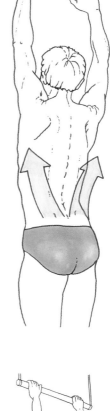

通过"向下"来拉伸背阔肌
依然是站姿，但是这一次移动骨盆向后
倾：感受下部的背阔肌被拉伸。

在**背部伸展式**中，腘绳肌的紧张可以避免腰椎下陷。躯干弯
曲，背部尽可能地向前，手臂伸向远处，使整个背阔肌得到
拉伸。

> 如果腘绳肌伸得不够开，骨盆无法转动，就会变成靠躯干发力
> 使身体弯曲，躯干也就无法贴近大腿，这样的情况会造成腰
> 部、髋关节疼痛。
> 因此，如果腘绳肌不够舒展，最好通过悬挂在杠上的方式来拉
> 伸背阔肌。

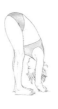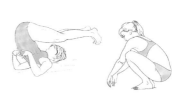

练习者也可以在其他体式中拉伸背阔肌：
鹤式、犁式、花环式。

斜方肌：犁式

练习**犁式**时，背部贴地躺下，向上抬起双腿，使躯干弯曲，背部离开地面。双脚到达头部上方，双脚触地。

犁式有很多变式，可以不同程度地拉伸斜方肌的不同部位。

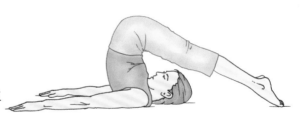

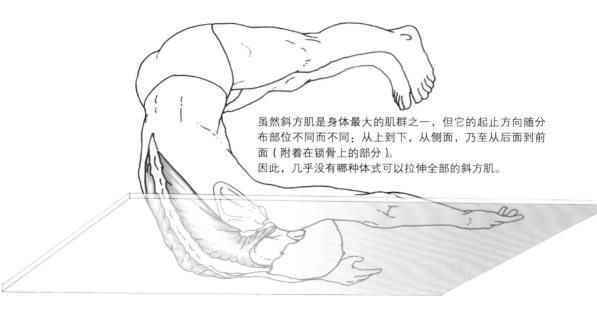

虽然斜方肌是身体最大的肌群之一，但它的起止方向随分布部位不同而不同：从上到下，从侧面，乃至从后面到前面（附着在锁骨上的部分）。
因此，几乎没有哪种体式可以拉伸全部的斜方肌。

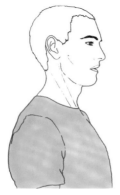

练习者可以通过一个简单的准备练习来理解。以站姿开始，双脚平行，颈部竖直。

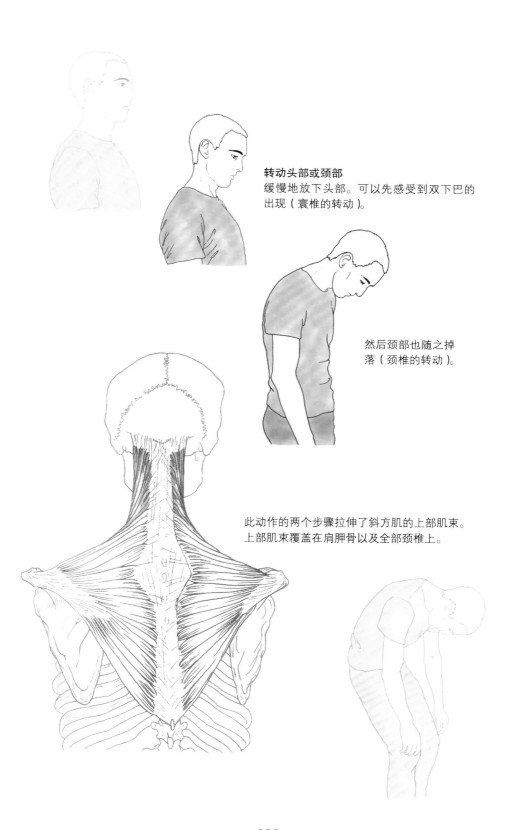

转动头部或颈部
缓慢地放下头部。可以先感受到双下巴的
出现（寰椎的转动）。

然后颈部也随之掉
落（颈椎的转动）。

此动作的两个步骤拉伸了斜方肌的上部肌束。
上部肌束覆盖在肩胛骨以及全部颈椎上。

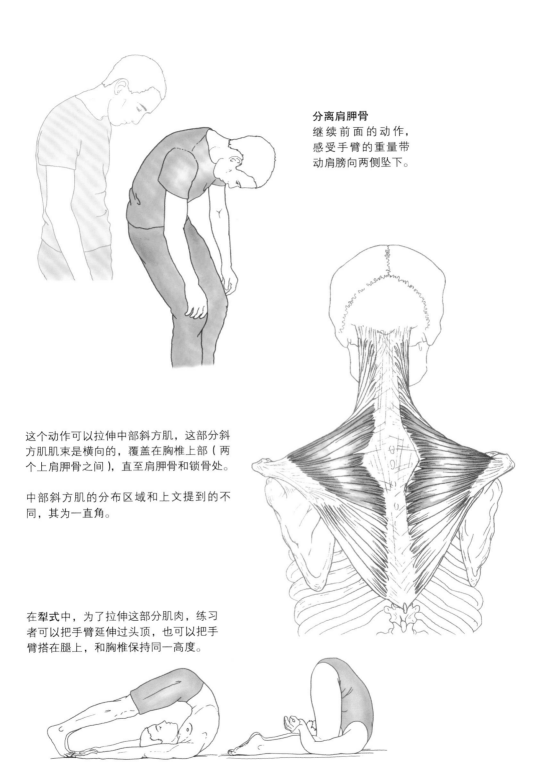

分离肩胛骨
继续前面的动作，
感受手臂的重量带
动肩膀向两侧坠下。

这个动作可以拉伸中部斜方肌，这部分斜
方肌肌束是横向的，覆盖在胸椎上部（两
个上肩胛骨之间），直至肩胛骨和锁骨处。

中部斜方肌的分布区域和上文提到的不
同，其为一直角。

在**犁式**中，为了拉伸这部分肌肉，练习
者可以把手臂延伸过头顶，也可以把手
臂搭在腿上，和胸椎保持同一高度。

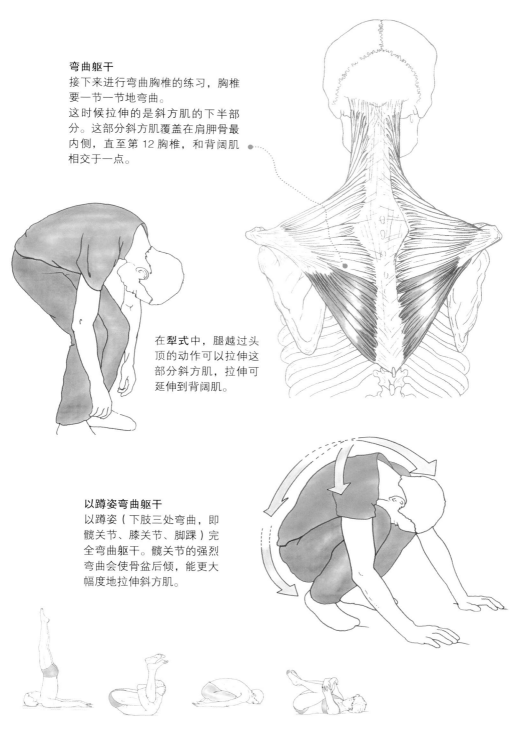

弯曲躯干

接下来进行弯曲胸椎的练习，胸椎要一节一节地弯曲。

这时候拉伸的是斜方肌的下半部分。这部分斜方肌覆盖在肩胛骨最内侧，直至第12胸椎，和背阔肌相交于一点。

在**犁式**中，腿越过头顶的动作可以拉伸这部分斜方肌，拉伸可延伸到背阔肌。

以蹲姿弯曲躯干

以蹲姿（下肢三处弯曲，即髋关节、膝关节、脚踝）完全弯曲躯干。髋关节的强烈弯曲会使骨盆后倾，能更大幅度地拉伸斜方肌。

练习者也可以在**肩倒立式、胎儿式、婴儿式、炮弹式**中拉伸斜方肌。

腰大肌：新月式

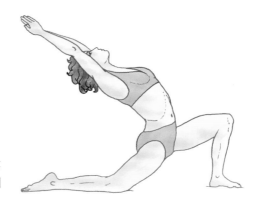

在**新月式**中，双臂从体前尽可能地向上抬起，感受脊柱的延伸。

下肢骨盆要稳定，为上肢的舒展提供一个坚实的根基，这个动作使腰大肌（见《运动解剖书》第 234 页）得到拉伸。

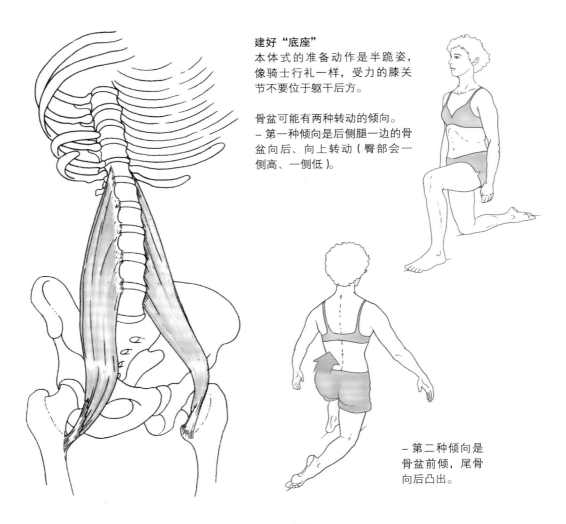

建好"底座"

本体式的准备动作是半跪姿，像骑士行礼一样，受力的膝关节不要位于躯干后方。

骨盆可能有两种转动的倾向。

– 第一种倾向是后侧腿一边的骨盆向后、向上转动（臀部会一侧高、一侧低）。

– 第二种倾向是骨盆前倾，尾骨向后凸出。

向后撤腿

边做手臂的动作，边把后侧的腿向后撤。骨盆转动，这两个动作幅度会加大，但是髋关节前侧的角度就会失衡。

若想阻碍股骨的移动，减缓骨盆转动使骨盆保持中立位置，就需要腰大肌的参与。

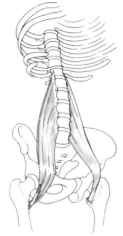

腰大肌上部附着于脊柱，下部由耻骨前侧兜住骨盆，直至耻骨后侧，附着于小转子。

在**新月式**中，腰大肌被拉伸：脊柱的延长和髋关节的延长同时拉伸腰大肌。

腰大肌用力以缓解耻骨向后的趋势（上文提到的第一种倾向）和向下的趋势（避免骨盆前倾）。腰大肌不是直接牵引骨骼运动，而是推动与其相连的地方从而完成运动。

腰大肌的准备练习

通过拉伸髋关节的动作或姿势拉伸腰大肌是很困难的，因为总会有一个缓解下部脊柱前凸的力量存在。练习者可以通过**半月式**中的体侧动作来拉伸腰大肌，或者是在**三角式**中拉伸竖直方向的腰大肌。

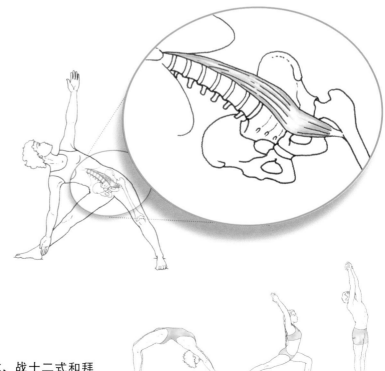

练习者还可以在**桥式、战士二式**和**拜日式**的第一个动作中拉伸腰大肌。

股四头肌：骆驼式

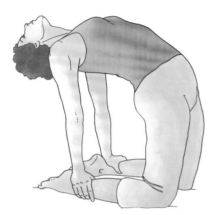

在**骆驼式**中，脊柱做拉伸动作。然而，脊柱内部的每一节脊椎的活动趋势并不相同：某些连接点处动作幅度很小，某些连接点处动作幅度很大。

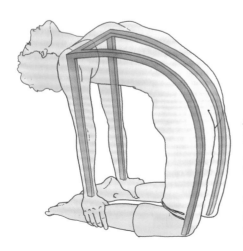

在动作开始时，最靠下的连接点，也就是第 5 腰椎和第 1 骶椎之间的椎间盘，极大程度被拉伸，椎间盘的结构发生变化：向后弯曲，向前拉伸。

一般来说，除了压力过大或只靠一个连接点完成大幅度动作这两种情况外，椎间盘可以承受这样的运动；但当这两种情况同时发生时，椎间盘会受伤。

在**骆驼式**中，大幅度的转动的确都发生在第 1 骶椎处，那么压力呢？

为了避免将躯干的重量全部压在脊柱下部，练习者需要把重心转移到手上，同时手放在脚踝上。

可是这又需要练习者能够抓到脚，这种情况下，脊柱的拉伸角度就尤为重要。由此可以看出，压力的大小和动作的角度紧密相关。

为了使手能够从后侧抓到脚踝，练习者需要拉伸两侧的髋关节。

髋关节的拉伸角度受限于身体的自然结构，其中股直肌（见《运动解剖书》第238页）连接骨盆和胫骨，越过髋关节和膝关节。

股直肌负责髋关节的弯曲和膝关节的伸直。也就是说股直肌是被两个反向运动同时拉伸的，即打开髋关节并弯曲膝关节。这就是**骆驼式**的动作。

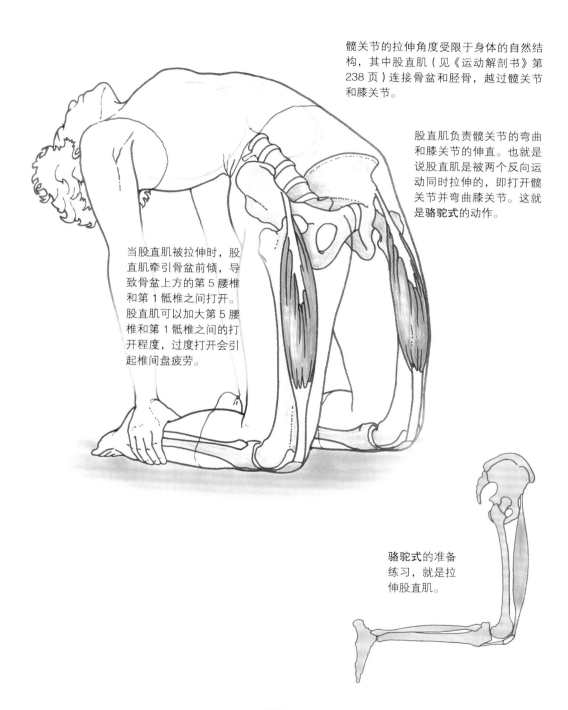

当股直肌被拉伸时，股直肌牵引骨盆前倾，导致骨盆上方的第5腰椎和第1骶椎之间打开。股直肌可以加大第5腰椎和第1骶椎之间的打开程度，过度打开会引起椎间盘疲劳。

骆驼式的准备练习，就是拉伸股直肌。

115

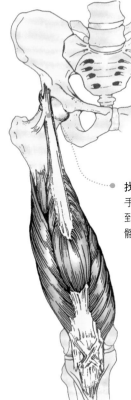

拉伸股直肌

这个练习需要用到一个很小的支撑物，可以是小靠垫、瑜伽巾、搓澡巾或者海绵球，只要是软的就可以（不要用网球）。

找准股直肌的连接位置
手放在髂嵴处，在髂嵴正前方，找到骨盆前侧髂前上棘，股直肌始于髂前上棘下方 5cm 处。

找到股直肌上部的位置
腹部贴地趴下，把小支撑物放置于刚刚找到的连接位置。

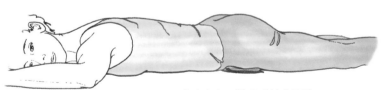

感受这个区域形成的小凹陷，尝试用小支撑物来填满这个凹陷的区域。
这会使得骨盆后倾，臀大肌紧张。然后放松。重复几次。

让肌肉紧张起来
同样的姿势，弯曲膝关节，用手抓住脚。可以感受到凹陷又出现了。
重复整个拉伸练习。

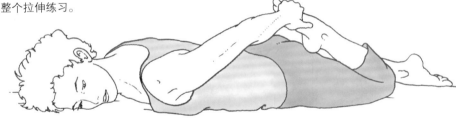

改变膝关节位置
双膝有分开的趋势。
如果可以的话，将双膝关节并拢。

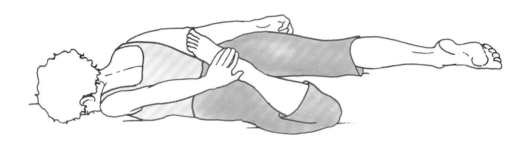

如果膝关节，尤其是髌骨很脆弱，那么这个练习就需要借助瑜伽带来限制膝关节的弯曲程度。

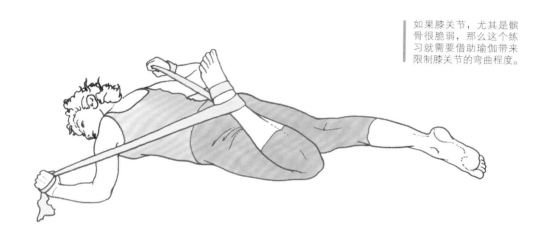

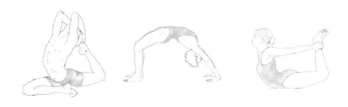

练习者还可以在其他体式中拉伸股直肌：鸽式、桥式、弓式，髋关节拉伸的同时，膝关节弯曲。

117

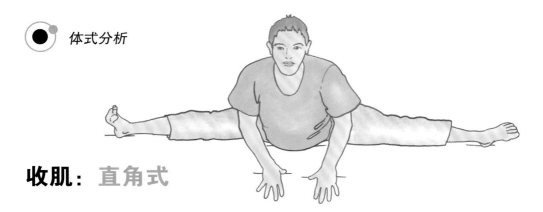

收肌： 直角式

当练习者规范地做到**直角式**时，其两条腿能得到完全拉伸，这种拉伸从骨盆两侧延伸至远端。当然，这个动作的完成程度因人而异。

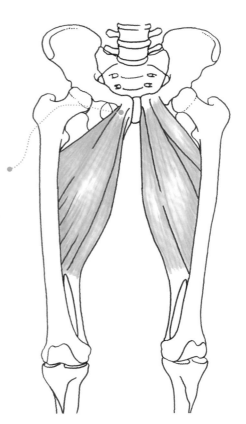

有些韧带是绷紧的，这里不做过多讲解。
在本体式中，收肌得到拉伸，尤其是大收肌
（见《运动解剖书》第 246 页）。

若打开双腿时产生疼痛感，是由于大收肌的作用使一些练习者的骨盆前倾或后倾。

大收肌上部附着在骨盆处，沿着耻骨到达坐骨：坐骨 – 耻骨支。
这条支线的走向很清晰：从耻骨到坐骨，它斜着向后延伸。左右两边的分布是对称的。

大收肌包含前侧和后侧肌纤维
– 前侧肌纤维主要覆盖于耻骨上。
直角式中，这部分纤维被拉伸时，骨盆会前倾，致使练习者向前倒，这时候就需要把双手放在身体前侧来支撑。

– 后侧肌纤维主要覆盖于坐骨上。

直角式中，这部分纤维被拉伸时，骨盆会后倾，致使练习者向后倒，这时候需要把双手放在身体后侧来支撑（如果把手放在身体前侧，躯干就会弯曲）。

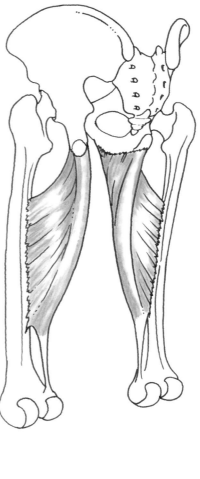

找到大收肌在骨盆上的位置： 当坐着时，练习者可以很容易地找到坐骨——身体坐着的那块骨头；也可以找到耻骨，在骨盆前侧；在这两块骨头之间，练习者可以找到坐骨 – 耻骨支。

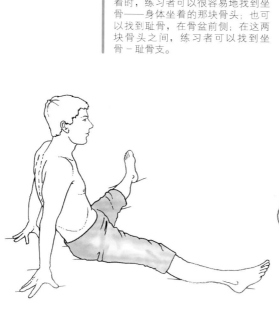

由于每个人的运动习惯不同，有的人前侧肌纤维长，有的人后侧肌纤维长。这就解释了在**直角式**中，劈开双腿时，无论角度如何，有的人会前倾，而有的人会后倾的原因。

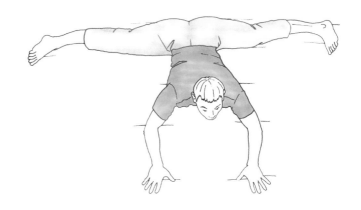

拉伸收肌群

注意事项
收肌群很容易发生肌肉撕裂，因此拉伸收肌群时一定要循序渐进，更多地通过骨盆运动和髋关节旋转拉伸，而非直接拉伸收肌群。

练习用具
瑜伽弹力圈或长型瑜伽弹力带。

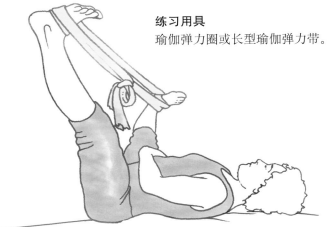

动作姿势
为了避免背部下方因骨盆位置的改变而受伤，可以把腿搭在墙上，背部着地平躺。

把脚放进瑜伽弹力圈里，把双腿打开，打开到将要拉伸收肌群的程度。

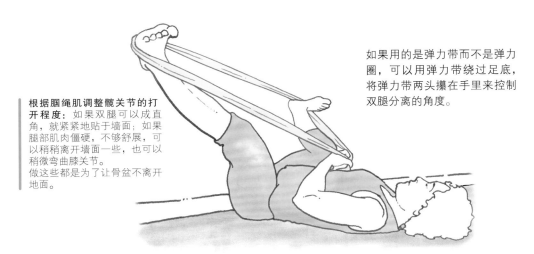

如果用的是弹力带而不是弹力圈，可以用弹力带绕过足底，将弹力带两头攥在手里来控制双腿分离的角度。

根据腘绳肌调整髋关节的打开程度： 如果双腿可以成直角，就紧紧地贴于墙面；如果腿部肌肉僵硬，不够舒展，可以稍稍离开墙面一些，也可以稍微弯曲膝关节。
做这些都是为了让骨盆不离开地面。

交替侧面练习
把身体的重量全部放在右侧臀部上，
左侧臀部只是轻轻地贴于地面，感受
左侧大收肌的拉伸。

然后换另一侧。

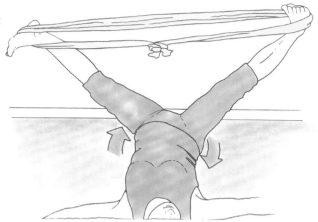

转动骨盆
回到起始位置，准备横向
转动贴于地面的骨盆。拉
近右侧肩膀和右侧髋骨，
感受左侧大收肌的拉伸。

然后换另一侧。

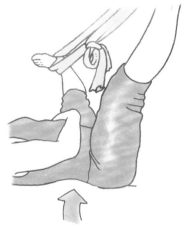

前倾或后倾
这个动作可以同时拉伸两侧的收肌群。回到
起始位置，向尾骨方向转动骨盆。
然后，慢慢地向腰部上方继续转动：感受不
同位置的收肌群在不同骨盆位置下的拉伸。

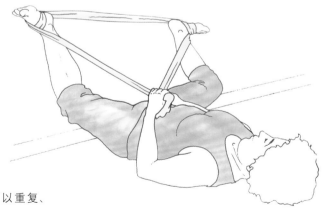

转动髋关节
双脚脚尖向外，然后向内。
重复做几次这个动作，它可以
使收肌群得到不同的拉伸。

以上这些动作可以重复、
交换进行。

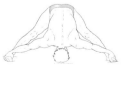
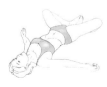

练习者还可以在其他体式中拉伸收肌群：**站
立分腿背部伸展式、仰卧束角式**。

臀小肌：莲花式

在**莲花式**中，双腿交叉，两个脚踝分别搭在对侧的大腿上。

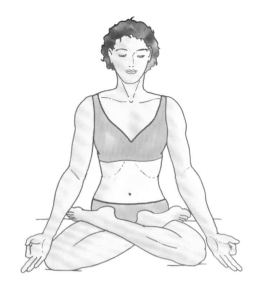

髋关节处运动以左侧为例，在下图以透视的角度呈现。

同时，髋关节大幅折叠（略微超过 90°），但是没有到达极限。

第 104 页讲到过，在**莲花式**中，髋关节的转动需要臀大肌的参与。臀大肌在这个动作中也被拉伸，但是幅度很小（**莲花式**中膝关节完全被拉伸）。

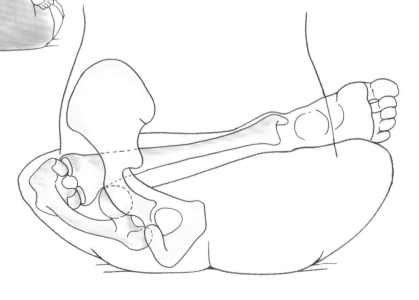

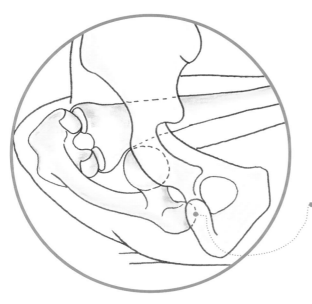

这个体式的动作要领是达到极限的外旋（至少 110°），大转子几乎可以碰到坐骨。

这个外旋会受到来自筋膜的阻碍，这一点不在这里讨论。

同时，某些肌肉，尤其是髋关节的内旋肌——臀小肌也会阻碍这个外旋的动作。

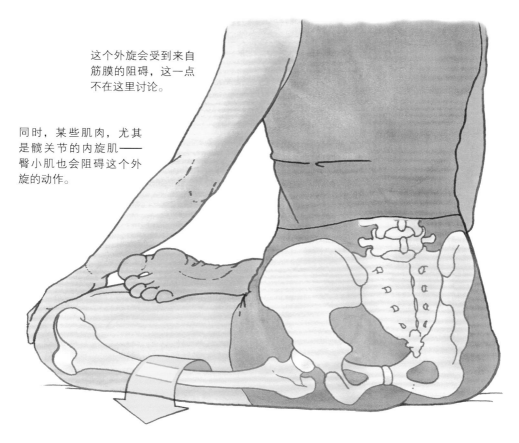

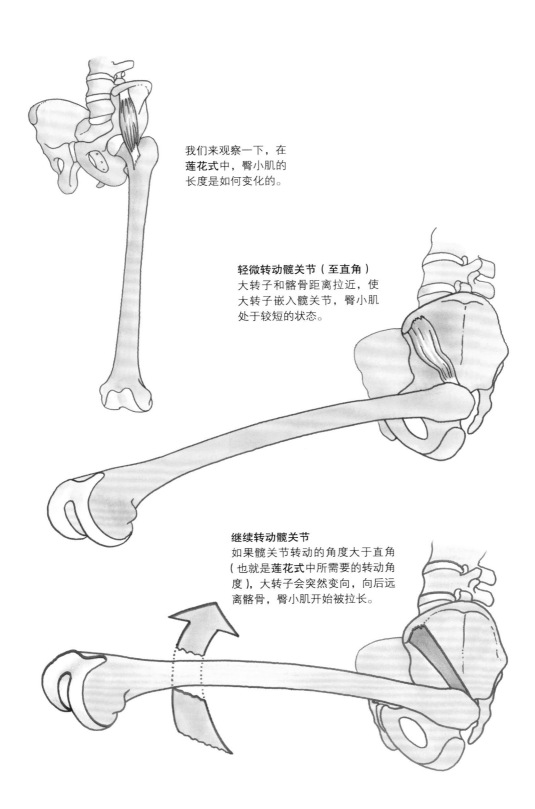

我们来观察一下，在**莲花式**中，臀小肌的长度是如何变化的。

轻微转动髋关节（至直角）
大转子和髂骨距离拉近，使大转子嵌入髋关节，臀小肌处于较短的状态。

继续转动髋关节
如果髋关节转动的角度大于直角（也就是**莲花式**中所需要的转动角度），大转子会突然变向，向后远离髂骨，臀小肌开始被拉长。

稍稍分开双膝（外展）
在这个动作中，大转子旋转至骨盆中间，臀小肌得到更大程度的拉伸。

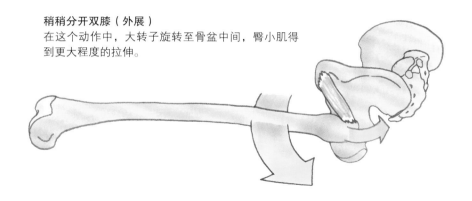

用力向外转动臀部
大转子向下旋转，停留在坐骨侧面。

这是**莲花式**的最后一个动作，幅度很大，可以最大限度地拉伸臀小肌。有的练习者完成**莲花式**很困难，是因为臀小肌并不是唯一的阻碍。

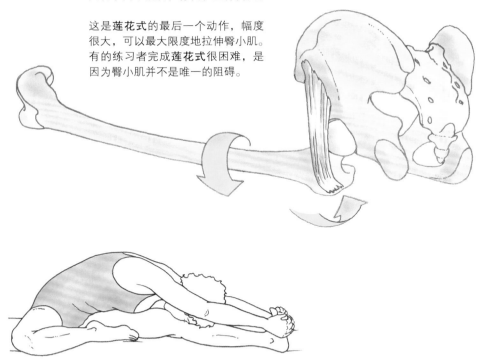

为什么半莲花式比莲花式要容易?
半莲花式中，骨盆可以稍稍移动，翘起一点或是转动一些，可以拉近大转子和髂骨，从而减缓臀小肌的拉伸。因此。**半莲花式**可以作为**莲花式**的简易版本。
需要注意的是，骨盆的移动不能过大，否则会导致脊柱的底部不对称。

拉伸臀小肌

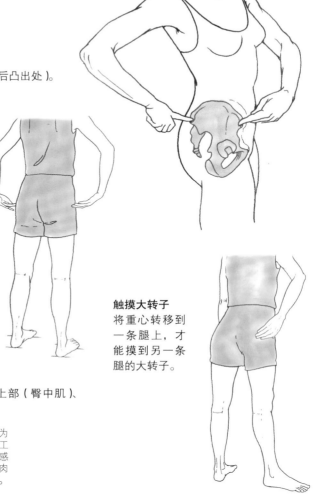

找到骨盆上部的位置
站姿，找到髂嵴和其两个端点（前、后凸出处）。

找到大转子的位置
大转子位于髋关节两侧的凸出处，髂嵴下方大约 10cm（如果侧身躺下，撑在地面上的凸出部位就是大转子）。

将手放在上述两个部位之间
这一区域就是髂窝，髂窝处有三块臀肌。

触摸大转子
将重心转移到一条腿上，才能摸到另一条腿的大转子。

用两个手指在这个区域划动，找到上部（臀中肌）、后部（臀大肌）和前部（臀小肌）。

> 这三块肌肉的筋膜疼痛并不罕见，因为站着或走路时，这三块肌肉一直在工作。在**莲花式**中，某些练习者或许会感受到这种疼痛。有时候这种疼痛是肌肉劳累过度的信号，需要进行按摩治疗。

按摩大转子区域
想按摩哪一侧的大转子区域，就对侧着地，侧身躺下，用一个厚垫子垫在两腿之间（或者将腿放在垫脚凳上），这样就可以让肌群放松。用手掌根部缓慢地在此区域来回推、按，向前、向后，深入按摩肌群。

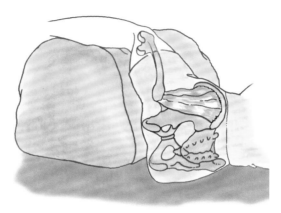

活动并按摩

背部着地平躺，脚尖着地，向内、向外转动双脚。髋关节外旋肌、内旋肌参与运动。

然后，手放在髂嵴与大转子之间，边动髋关节边按摩。

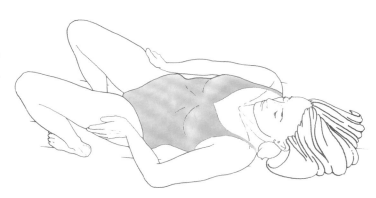

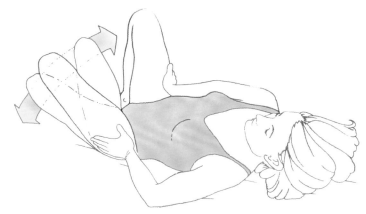

这个动作还可以这样做：髋关节打开，脚掌着地，膝关节向内、向外转动。

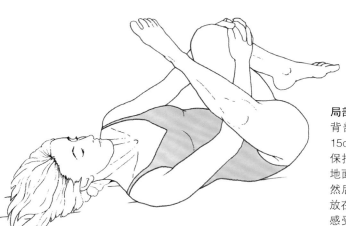

局部拉伸（以右侧为例）

背部着地平躺，左腿抬离地面15cm，记住这个位置，骨盆位置保持不变（保持两侧臀部都贴在地面上）。

然后抬起右腿，双腿交叉，左腿放在右腿下方，弯曲左腿。

感受右侧臀小肌被拉伸。为了加强拉伸感，还可以把右侧手臂举过头顶。

127

胸小肌：**四肢伸展式**

四肢伸展式是**拜日式**的一部分，双臂尽可能向上伸，伸展至头顶正上方，甚至向后越过头顶，肩部关节打开到一定角度。

这一体式需要肩部的所有关节都参与运动。

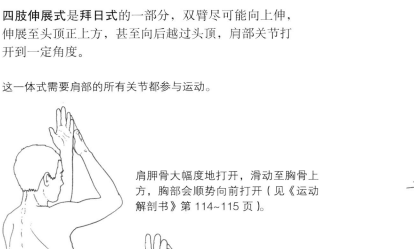

肩胛骨大幅度地打开，滑动至胸骨上方，胸部会顺势向前打开（见《运动解剖书》第 114~115 页）。

锁骨从胸锁关节处开始，最大限度地向前和向上移动。

连接肩胛骨和锁骨的关节（肩锁关节）会给这两块骨骼足够的空间来适应这个运动。

这一系列动作牵引肩胛盂向上、向前，为从肩膀发力的手臂运动做准备，肱骨向上打开 180°，甚至更多。

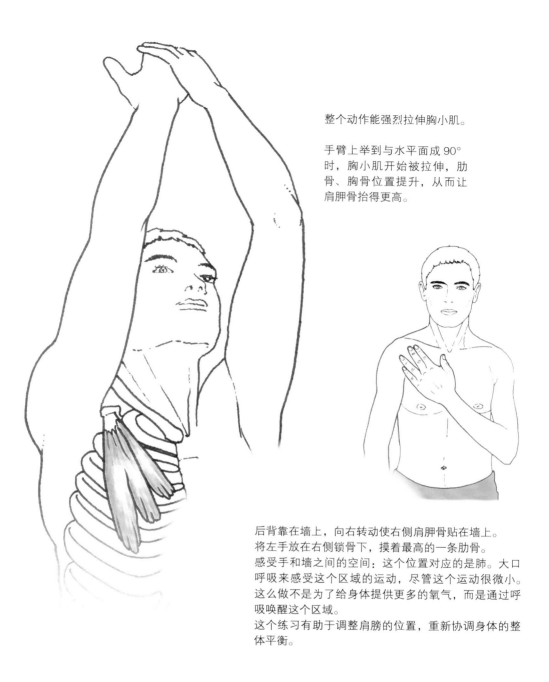

整个动作能强烈拉伸胸小肌。

手臂上举到与水平面成 90°
时，胸小肌开始被拉伸，肋
骨、胸骨位置提升，从而让
肩胛骨抬得更高。

后背靠在墙上，向右转动使右侧肩胛骨贴在墙上。
将左手放在右侧锁骨下，摸着最高的一条肋骨。
感受手和墙之间的空间：这个位置对应的是肺。大口
呼吸来感受这个区域的运动，尽管这个运动很微小。
这么做不是为了给身体提供更多的氧气，而是通过呼
吸唤醒这个区域。
这个练习有助于调整肩膀的位置，重新协调身体的整
体平衡。

练习者还可以在其他体式中
运用到上述动作：**新月式、
桥式、舞者式。**

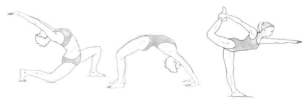

拉伸胸小肌

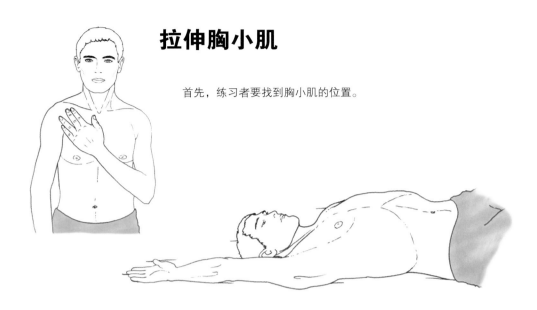

首先，练习者要找到胸小肌的位置。

背部着地躺下，膝关节和髋关节弯曲，脚掌踩在地面上。在体侧，向头顶方向举起右臂，直至右臂贴近右耳，注意右臂不能离开地面。在这个过程中，肩胛骨慢慢向上打开。

不常见的细节：同时用力抬起肩胛骨和手臂，这样可以抬起喙突（注意：这个动作只有在本练习中能达到抬起喙突的效果）。

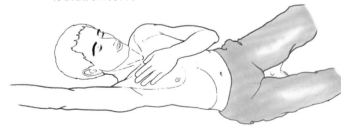

这个动作已经拉伸了胸小肌。

为了更充分地拉伸，可将左手放置于胸小肌上。

右侧手臂始终保持向上伸展，用力呼气，使胸小肌附近的肋骨向下移动。

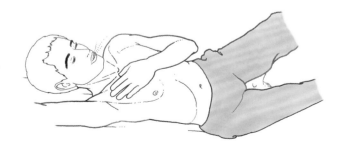

左侧也进行同样的练习。

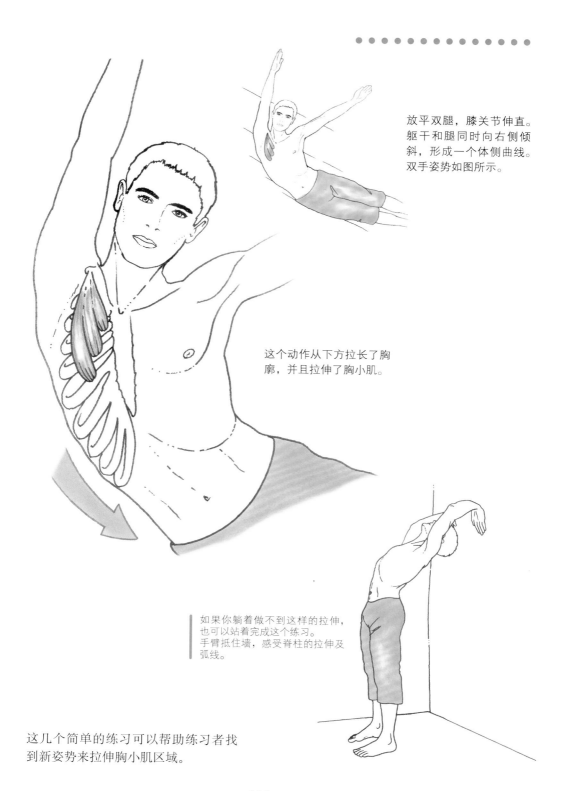

放平双腿，膝关节伸直。躯干和腿同时向右侧倾斜，形成一个体侧曲线。双手姿势如图所示。

这个动作从下方拉长了胸廓，并且拉伸了胸小肌。

如果你躺着做不到这样的拉伸，也可以站着完成这个练习。手臂抵住墙，感受脊柱的拉伸及弧线。

这几个简单的练习可以帮助练习者找到新姿势来拉伸胸小肌区域。

131

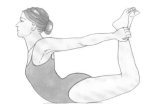

胸大肌：弓式

弓式是一个"封闭"的体式：双手抓住脚踝；全部关节依次打开，特别是肩关节。

在这个体式中，练习者会发现肩部有时向前运动，有时向后运动（这里所说的"肩部"指的是所有负责手臂运动的关节，而非特指）。肩部向前或向后运动时，可以做两种动作：向前运动时，肩部可以打开至180°，双手可以伸到很远；而向后运动时，肩部打开角度就十分有限，一般情况下只能达到45°。

弓式第一步
腹部贴地趴下。弯曲膝关节，双脚贴近臀部。双臂向后打开，肘关节伸直，双手分别抓住双脚。身体大部分是贴在地面上的。除了膝关节，其他关节都是正常的打开角度。

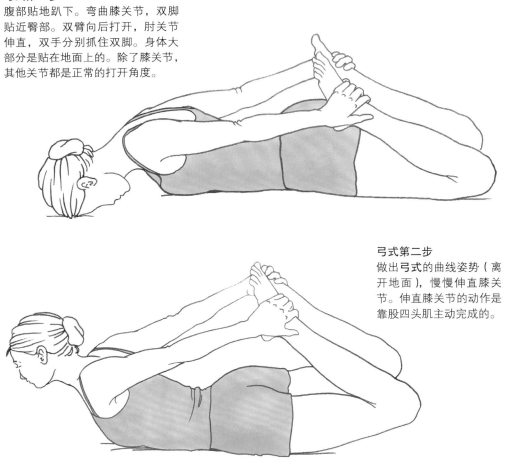

弓式第二步
做出**弓式**的曲线姿势（离开地面），慢慢伸直膝关节。伸直膝关节的动作是靠股四头肌主动完成的。

三种肌肉代偿

为了完成这个姿势，练习者要"折叠"膝关节，膝关节弯曲的幅度会变小。但由于这个姿势是"封闭"的，膝关节减小的动作幅度，可以在其他部位找回来。更准确地讲，有以下三个部位。

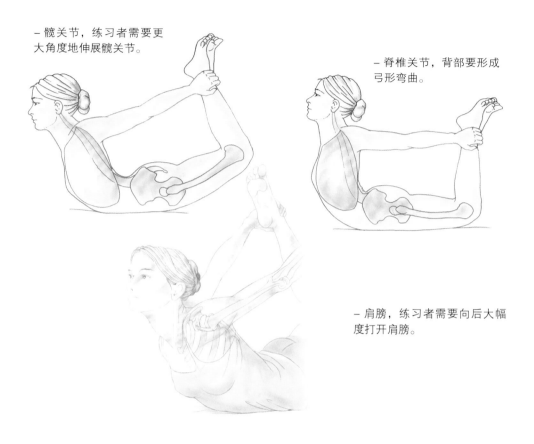

－髋关节，练习者需要更大角度地伸展髋关节。

－脊椎关节，背部要形成弓形弯曲。

－肩膀，练习者需要向后大幅度打开肩膀。

肩部向后的运动幅度大大加强，有时能够达到甚至超过 45°，肩部后侧的肌肉和筋膜被拉紧。
如果打开角度过大，负责肩部向前运动的肌肉，尤其是胸大肌（见《运动解剖书》第 130 页），就会形成阻碍的力量。这块始于胸廓、止于肱骨的片状肌肉就像绑在肩部的绷带：肌肉在最大限度被拉伸的同时，产生对抗的力量，保护肩部关节。因此，这个体式需要练习者的胸大肌既强壮（为了产生对抗力量）又柔软（为了大幅度打开手臂）。

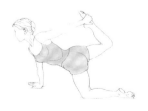

为什么不对称的弓式更容易做？
因为骨盆和胸腔扭转，减小了肩膀和髋关节的打开角度。

拉伸胸大肌

准备动作

背部着地躺下，髋关节、膝关节、踝关节弯曲，脚掌着地，双臂打开放在身体两侧。

转动手或手臂

转动一侧的手，幅度尽可能大、动作尽可能慢，内旋（手掌朝向地面）和外旋（手掌朝向天花板）交替进行。

这个动作既要有手和前臂的参与，也要尝试用上臂和肩部发力。

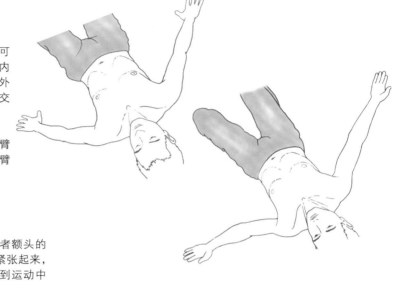

举起手臂

手臂从体侧滑至耳朵或者额头的高度。感受胸大肌渐渐紧张起来，可以用手触摸慢慢参与到运动中的胸大肌。

在这个姿势下，重复几次之前的动作——转动手臂。

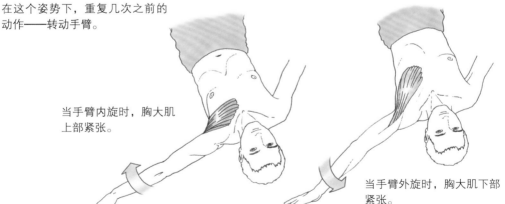

当手臂内旋时，胸大肌上部紧张。

当手臂外旋时，胸大肌下部紧张。

头或颈和胸前侧

缓慢地转动头部，可以感受到胸廓上部也有向同一方向转动的趋势，并且感受到此处更加紧张。也可以感受到对侧的肩部有离开地面的趋势，同时可以拉伸这一侧的胸大肌。注意：尽量把手臂贴在地面上。

扭转腿部（以拉伸右侧胸大肌为例）
左脚放在地面上，把右腿放在左侧膝关节上。

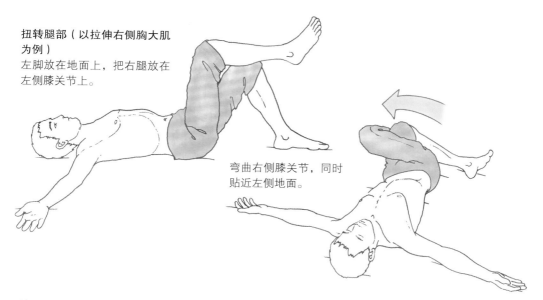

弯曲右侧膝关节，同时贴近左侧地面。

然后，回到中间位置。缓慢重复这个动作。每一次腿部的运动都会使骨盆转动，骨盆转动可以让胸廓扭转。做这个动作时，右侧肩部有离开地面的趋势，胸大肌得到拉伸。在这个过程中，保持手臂贴紧地面。

刚开始时，腿的动作幅度不要太大，避免肩部运动。逐渐增大动作幅度，保持肩部前侧放松。这个动作也可以和手臂的内旋、外旋一起做。

站立姿势拉伸胸大肌（以拉伸右侧胸大肌为例）

找好一面墙，身体直立，右侧肩膀朝向这面墙。举起右侧手臂，右手掌撑在墙上，然后身体向左后侧转。

可以感受到这个动作拉伸了胸大肌。如果想增强拉伸感，可以只向左侧转动胸廓。

也可以向左转动头部，增强拉伸感。

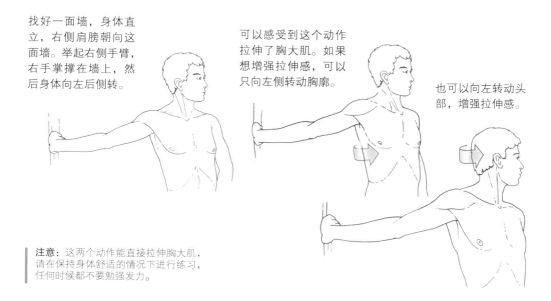

注意： 这两个动作能直接拉伸胸大肌，请在保持身体舒适的情况下进行练习，任何时候都不要勉强发力。

肱三头肌：牛面式

在**牛面式**中，双肩做相反的运动，双臂打开的角度受双肩灵活度和动作流畅度的影响，尤其是当双手彼此拉住的时候。

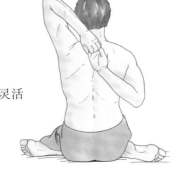

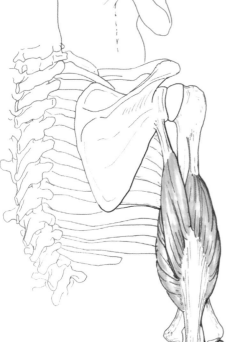

值得关注的是，动作完成时，位于上方的手臂竖直，这一侧的肩部外旋，肘关节大幅度弯曲，肩关节和肘关节都达到最大的打开角度。

在**牛面式**中，肩胛骨外展（见《运动解剖书》第114页），原因有：包膜紧张，肱三头肌紧张。

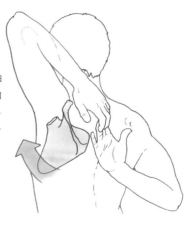

肱三头肌这块大肌肉由三个部分（也就是"头"）组成，其覆盖在上臂后侧，远端在手肘处附着在尺骨上（见《运动解剖书》第148页），因此用力屈肘可以拉伸这块肌肉。

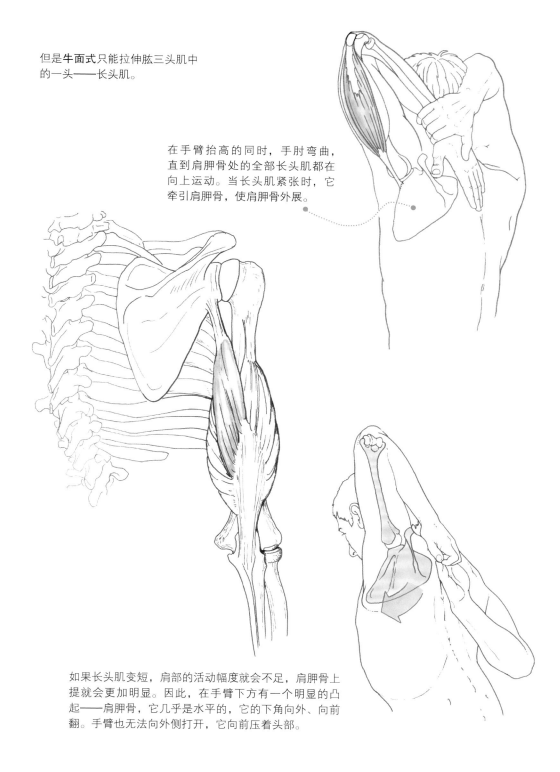

但是**牛面式**只能拉伸肱三头肌中
的一头——长头肌。

在手臂抬高的同时，手肘弯曲，
直到肩胛骨处的全部长头肌都在
向上运动。当长头肌紧张时，它
牵引肩胛骨，使肩胛骨外展。

如果长头肌变短，肩部的活动幅度就会不足，肩胛骨上
提就会更加明显。因此，在手臂下方有一个明显的凸
起——肩胛骨，它几乎是水平的，它的下角向外、向前
翻。手臂也无法向外侧打开，它向前压着头部。

练习者可以通过手臂上举的动作拉伸肱三头肌，为**牛面式**做准备练习。

开始动作
腹部贴地趴下，手臂放在头部两侧，肘关节弯曲，双手靠近耳朵。

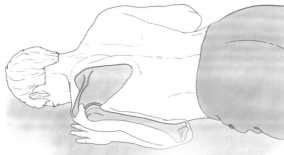

体会肩胛骨内收
尽量不要移动双手，将双肘贴近腰部，双臂靠近躯干。

感受肩胛骨靠近脊柱，做内收动作，肩胛骨下角向背部中线移动。

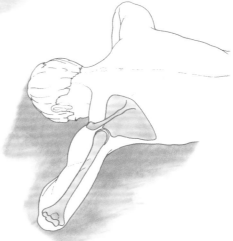

体会肩胛骨外展
慢慢打开靠近脊柱的肩胛骨，感受肩胛骨的运动，肩胛骨的下角向外侧移动，这就是肩胛骨外展。

肩胛骨主动运动
重复几次以上的两个动作，体会肩胛骨是如何参与手臂运动的。然后保持手臂不动，只动肩胛骨。这种情况下，肩胛骨是靠肌肉主动运动的。
重复这个练习，体会肩胛骨的主动运动，之后的练习中需要用到这种运动。

138

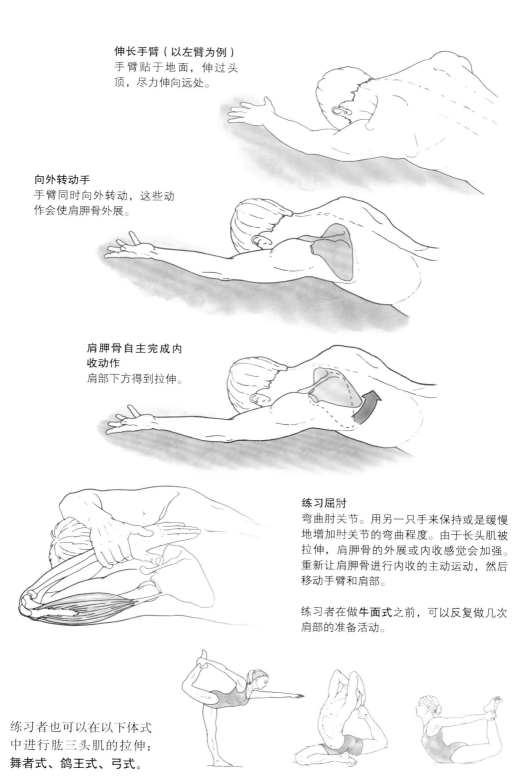

伸长手臂（以左臂为例）
手臂贴于地面，伸过头
顶，尽力伸向远处。

向外转动手
手臂同时向外转动，这些动
作会使肩胛骨外展。

**肩胛骨自主完成内
收动作**
肩部下方得到拉伸。

练习屈肘
弯曲肘关节。用另一只手来保持或是缓慢
地增加肘关节的弯曲程度。由于长头肌被
拉伸，肩胛骨的外展或内收感觉会加强。
重新让肩胛骨进行内收的主动运动，然后
移动手臂和肩部。

练习者在做**牛面式**之前，可以反复做几次
肩部的准备活动。

练习者也可以在以下体式
中进行肱三头肌的拉伸：
舞者式、鸽王式、弓式。

139

菱形肌：鹰式

在**鹰式**的一些变式中，练习者交叉肘关节，肩膀后侧被拉开，这些
动作可以调整肩胛骨角度，结合呼吸运动，放松颈部和上背部。
接下来让我们了解哪些区域在**鹰式**中能得到锻炼。

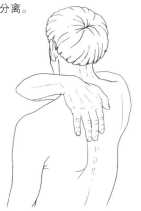

肩胛骨的运动
肩胛骨在背后与脊柱和胸廓的连接，不是通过一个关节，而是通过
六块肌肉的协同活动，这些协同活动对手臂的移动和手的稳定起关
键作用。

从肩胛骨到脊柱的菱形肌
六块肌肉中的菱形肌（见《运动解剖书》第 82 页）起于肩胛骨中
部，止于颈部和背部。它可以使肩胛骨上提，接近脊柱。菱形肌就
像一条弹力带，从后面拉着肩胛骨，防止肩胛骨与脊柱分离。

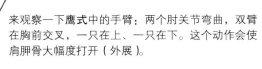

菱形肌的位置可
以通过一只手交
叉放在对侧肩
膀，往下摸一点
来确定。

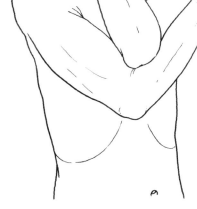

来观察一下**鹰式**中的手臂：两个肘关节弯曲，双臂
在胸前交叉，一只在上、一只在下。这个动作会使
肩胛骨大幅度打开（外展）。

手臂的第一个动作就是这么简单。我们可以说两只
手臂使肩部内旋。

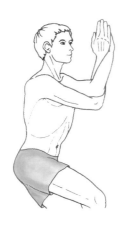

手臂的第二个动作是扣住双手，这时手臂就被"锁住"了，这个动作会使得双臂外旋。

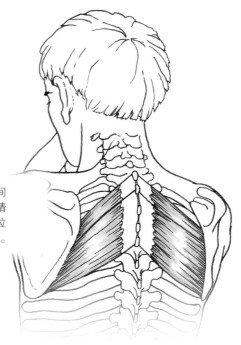

同时，两侧肩胛骨之间的距离更大。在这种情况下，菱形肌被强烈拉伸，尤其是菱形肌上部。

这种拉伸有益于**鹰式**的两个补充练习。

后侧呼吸
• 扩展背部，其中包括上背部、两侧肩胛骨之间。
• 吸气，想象正在往身体背部打进空气（虽然是想象，但是这种方法可以帮助练习者找到呼吸运动的感觉）。
• 重复几次，不要太用力，尝试体会呼吸给此区域带来的舒适感。

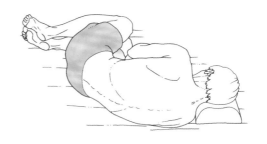

放松颈部
在**鹰式**练习后，感受颈部下方的灵活性。把手放在头部两侧，用手指尖推动头部转动。

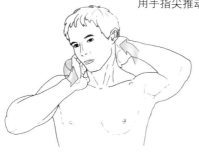

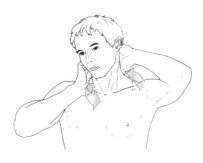

尽量靠颈部的底部发力来做这个动作。

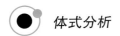

膈肌：肩倒立式

在**肩倒立式**中，练习者需要卷起双腿，躯干竖直向上，用肩膀保持平衡。

骨盆和胸腔呈倒立姿势。在**肩倒立式**所产生的所有身体现象中，我们只讲解两个：体内脏器向头部方向滑动；同时位于下方的身体托住"流下来"的脏器。

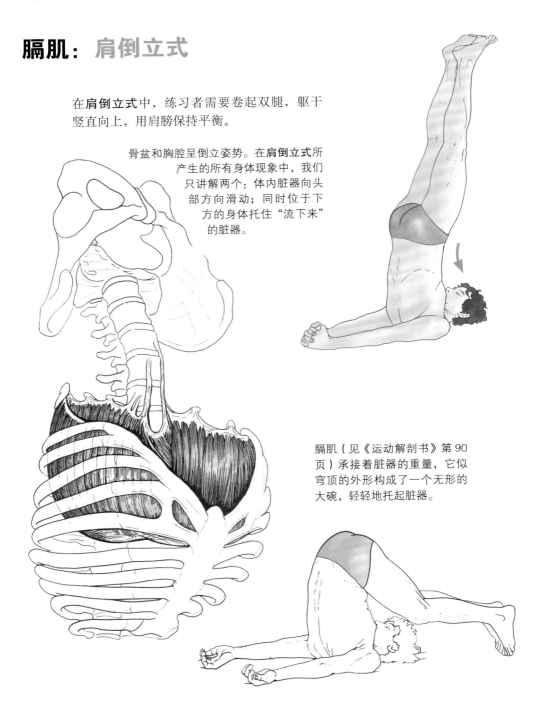

膈肌（见《运动解剖书》第90页）承接着脏器的重量，它似穹顶的外形构成了一个无形的大碗，轻轻地托起脏器。

这种情况下，膈肌轻微紧张。同时，脏器的重力使膈肌往头部方向轻微下坠，膈肌束由此得到拉伸。

拉伸膈肌有益于改善呼吸，因为拉伸后的肌肉在紧张（吸气）和放松（呼气）状态下可以有更大的活动空间。

很多倒立的姿势都有这个功效。

注意：不要错误地认为身体越倾斜，效果越明显。因为维持躯干平衡的肌肉紧张会使脏器无法"滑动"。

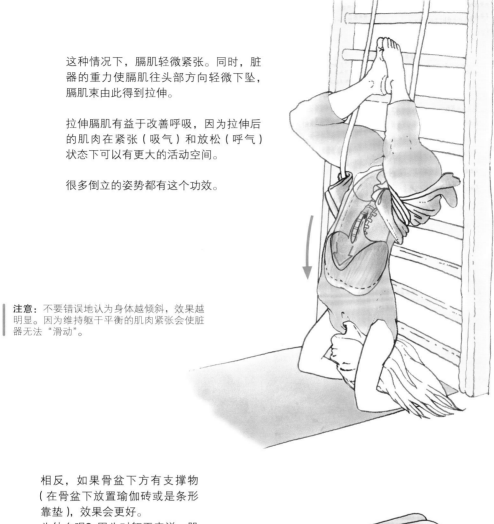

相反，如果骨盆下方有支撑物（在骨盆下放置瑜伽砖或是条形靠垫），效果会更好。
为什么呢？因为对躯干来说，肌肉不再需要紧张以维持姿势，也就不会再阻碍脏器的"滑动"。

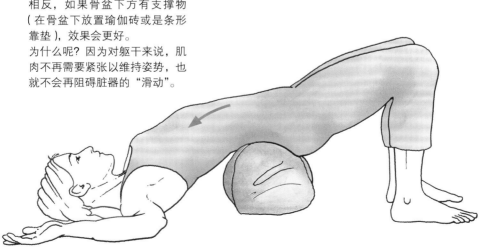

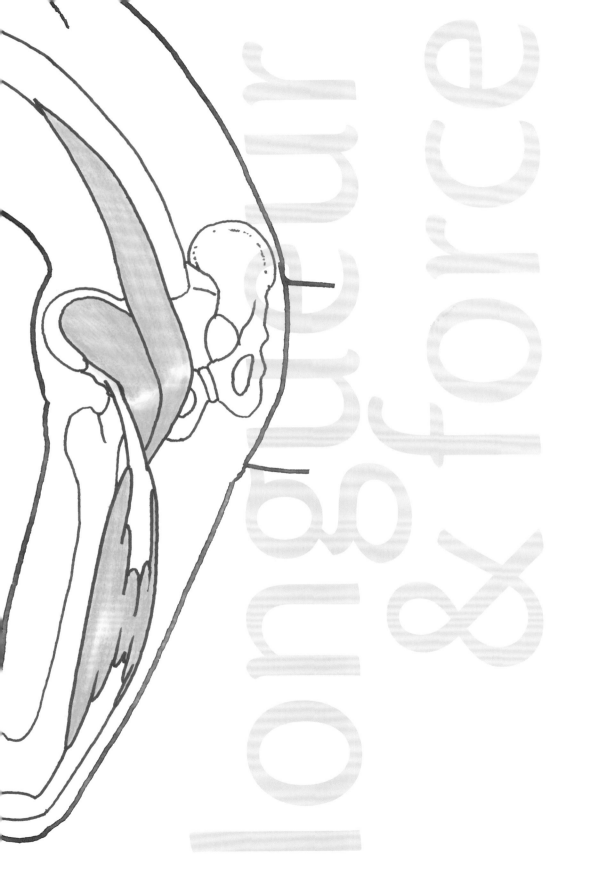

5

瑜伽体式中的肌肉长度与肌肉力量

前几章讲解了肌肉力量和肌肉长度，本章将会讲解一些将肌肉长度与肌肉力量相结合的瑜伽体式。

如果肌肉的长度符合体式的需要，那么这些肌肉构建好动作，动作就可以顺利完成。如果肌肉的长度达不到体式的需要，可能有两种结果。

· 要么练习者克服肌肉僵硬尝试做出了正确动作，但是这样动作的重点就集中在如何克服阻碍上了，练习者就像穿了一件紧身衣在运动。

· 要么练习者在不改变整个体式的情况下，稍稍调整一下姿势来适应僵硬的肌肉。这种情况下，相邻的关节就需要加大运动幅度，姿势就会有所变化，也就存在一定的受伤风险。

在这一章中，我们将介绍 5 种瑜伽体式。
在这 5 种瑜伽体式中，柔韧性对完成动作而言是必需的。

注意： 肌肉（或筋膜）的柔韧性因人而异。一些体式对某些初学者来说没有多大困难，但是对另一些人来说则难度很大。如果过度加大某些关节的动作幅度，以替代由于肌肉僵硬而未能完成的动作，相关的骨－关节链就会有受伤的风险。

5个主题清单：本章涉及的瑜伽体式

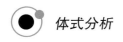
腰大肌与股四头肌力量代偿腘绳肌柔韧性：船式

我们曾在第 46 页讲解过**船式**，它不仅需要很强的腹部肌肉力量，还需要背部肌肉力量（稳定骨盆，保持背部竖直）、腰部肌肉力量（屈腿）、股四头肌肌肉力量（保持膝关节伸直）的参与。

如果保持膝关节伸直来练习这个体式，腘绳肌就会紧张（由于膝关节打开有助于髋关节弯曲）。那么以下四种现象会出现，或是变得更加严重。

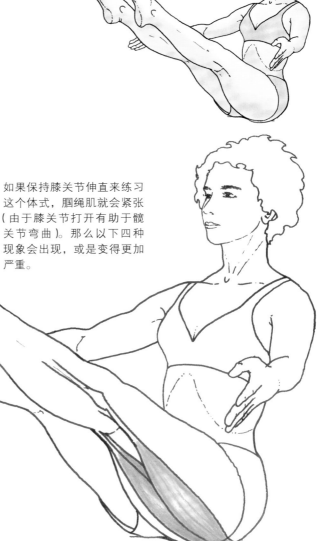

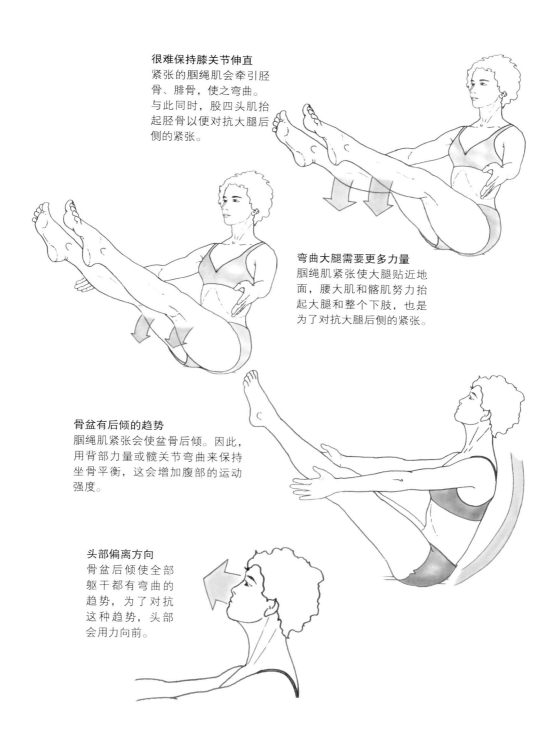

很难保持膝关节伸直
紧张的腘绳肌会牵引胫
骨、腓骨，使之弯曲。
与此同时，股四头肌抬
起胫骨以便对抗大腿后
侧的紧张。

弯曲大腿需要更多力量
腘绳肌紧张使大腿贴近地
面，腰大肌和髂肌努力抬
起大腿和整个下肢，也是
为了对抗大腿后侧的紧张。

骨盆有后倾的趋势
腘绳肌紧张会使盆骨后倾。因此，
用背部力量或髋关节弯曲来保持
坐骨平衡，这会增加腹部的运动
强度。

头部偏离方向
骨盆后倾使全部
躯干都有弯曲的
趋势，为了对抗
这种趋势，头部
会用力向前。

由于腘绳肌的长度不够，这个体式伸直腿的动作会需要其他不均匀的肌肉力量来维持。所以，练习者
最好在开始练习**船式**全套动作之前，先进行腘绳肌的拉伸。

149

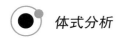
三角肌力量代偿胸大肌柔韧性：**蝗虫式**

我们在第 50 页讲解过**蝗虫式**。该体式
需要很多躯干、颈部伸肌的肌肉力量，
来挺直背部，抬起头部。

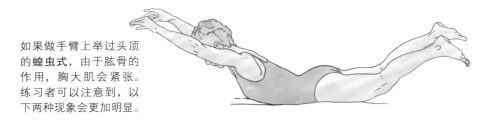

如果做手臂上举过头顶
的**蝗虫式**，由于肱骨的
作用，胸大肌会紧张。
练习者可以注意到，以
下两种现象会更加明显。

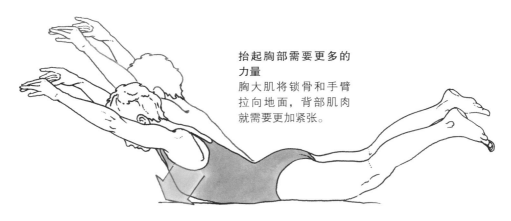

**抬起胸部需要更多的
力量**
胸大肌将锁骨和手臂
拉向地面，背部肌肉
就需要更加紧张。

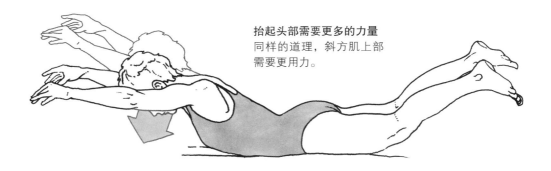

抬起头部需要更多的力量
同样的道理，斜方肌上部
需要更用力。

只抬高手臂

三角肌（后侧）和斜方肌紧张。但是如果胸大肌拉伸得不够长，在抬起手臂的同时，这两块肌肉会变得更加紧张，以此来对抗胸大肌的紧张。

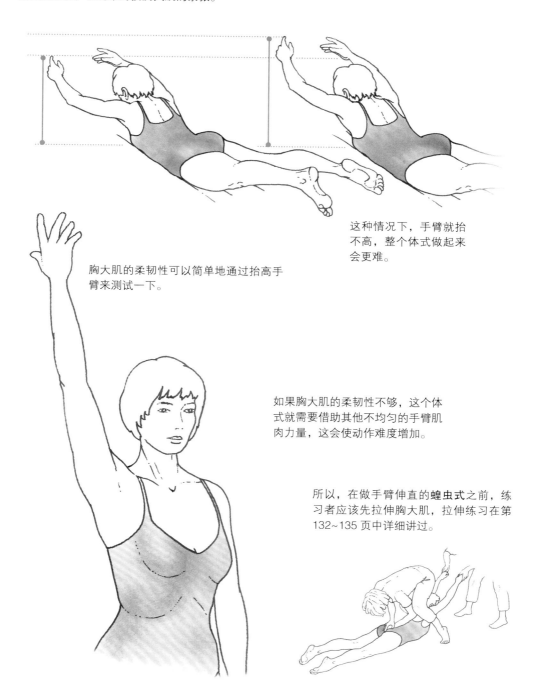

这种情况下，手臂就抬不高，整个体式做起来会更难。

胸大肌的柔韧性可以简单地通过抬高手臂来测试一下。

如果胸大肌的柔韧性不够，这个体式就需要借助其他不均匀的手臂肌肉力量，这会使动作难度增加。

所以，在做手臂伸直的**蝗虫式**之前，练习者应该先拉伸胸大肌，拉伸练习在第132~135页中详细讲过。

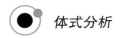

肩部、躯干、髋部的柔韧性：舞者式

在**舞者式**中，练习者用手抓住身体后侧的脚，躯干伸展，并和弯曲的腿、手臂构成一个圆环。单脚站立，保持平衡，上半身向前倾斜。

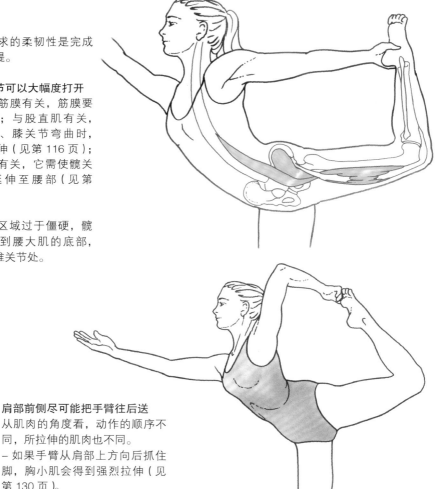

以下几处要求的柔韧性是完成**舞者式**的前提。

髋部前侧关节可以大幅度打开
这和前侧的筋膜有关，筋膜要有一定长度；与股直肌有关，髋关节打开、膝关节弯曲时，股直肌被拉伸（见第 116 页）；还与腰大肌有关，它需使髋关节的伸展延伸至腰部（见第 112 页）。

如果这三个区域过于僵硬，髋部只能打开到腰大肌的底部，即骨盆和腰椎关节处。

肩部前侧尽可能把手臂往后送
从肌肉的角度看，动作的顺序不同，所拉伸的肌肉也不同。
– 如果手臂从肩部上方向后抓住脚，胸小肌会得到强烈拉伸（见第 130 页）。

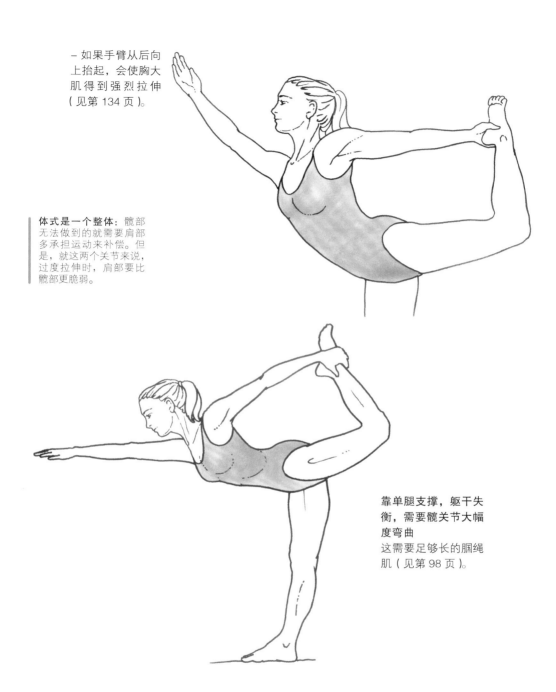

– 如果手臂从后向上抬起，会使胸大肌得到强烈拉伸（见第 134 页）。

体式是一个整体：髋部无法做到的就需要肩部多承担运动来补偿。但是，就这两个关节来说，过度拉伸时，肩部要比髋部更脆弱。

靠单腿支撑，躯干失衡，需要髋关节大幅度弯曲
这需要足够长的腘绳肌（见第 98 页）。

如果抬高的髋部前侧、肩部、支撑腿的髋部后侧打开幅度不够，圆环就无法形成，也就无法"固定"在支撑腿上方。这需要对背部肌肉施加不成比例的力量，可能导致动作更难完成。

因此，建议练习者在练习**舞者式**之前，先拉伸以上这些肌肉。

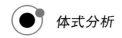

肩部、髋部前后侧的柔韧性：战士三式

战士三式中，上半身垂直向前倾斜，双臂向前伸展，一条腿向后伸展，以上全部在一条水平线上，靠另一条腿支撑保持平衡。
本体式不仅需要肌肉紧张，肌肉的柔韧性也是必不可少的。

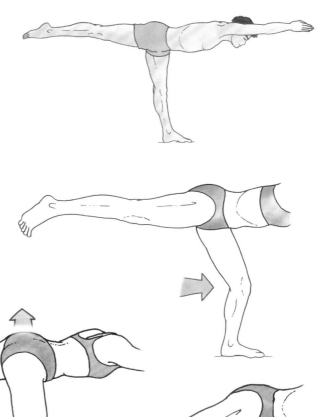

腿后侧的肌肉使骨盆向前倾斜 90°
这个动作需要腘绳肌足够柔软。如果腘绳肌过短，膝关节就无法伸直，支撑腿就会弯曲。

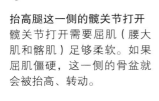

抬高腿这一侧的髋关节打开
髋关节打开需要屈肌（腰大肌和髂肌）足够柔软。如果屈肌僵硬，这一侧的骨盆就会被抬高、转动。

同样，把腿抬高成一条水平线也很困难。

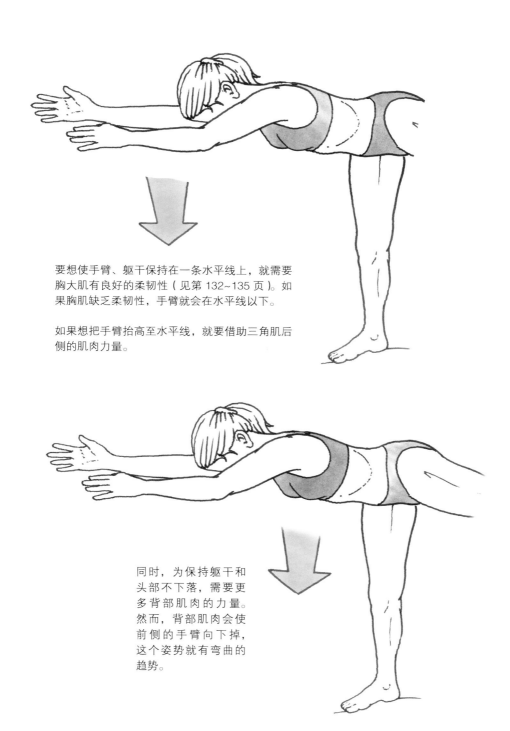

要想使手臂、躯干保持在一条水平线上，就需要胸大肌有良好的柔韧性（见第 132~135 页）。如果胸肌缺乏柔韧性，手臂就会在水平线以下。

如果想把手臂抬高至水平线，就要借助三角肌后侧的肌肉力量。

同时，为保持躯干和头部不下落，需要更多背部肌肉的力量。然而，背部肌肉会使前侧的手臂向下掉，这个姿势就有弯曲的趋势。

如果抬高一侧的髋部前侧、肩部、髋部后侧打开的幅度不够，练习者就很难在这个姿势中保持一条水平直线。为了对抗僵硬的区域，练习者会借助其他不均匀的肌肉力量。因此，在做**战士三式**前，最好对以上所需要的肌肉进行拉伸。

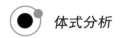

肩部、髋部、大腿的柔韧性：桥式

在**桥式**中，需要用四肢的力量
将躯干从地面上撑起来。

练习者可以先从**半桥式**开始，骨盆
抬高，然后用手撑起胸腔和头部。

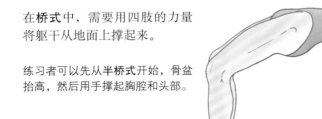

脚趾和脚跟扎稳于地面，手推地而起，这里
需要膝关节和肘关节的伸肌，即股四头肌和
肱三头肌，还需要髋关节的伸肌，即臀肌，
还有手臂向后运动的肌肉（三角肌后侧，肩
胛骨的固定肌——斜方肌、前锯肌）。

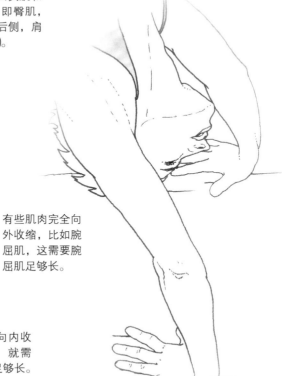

有些肌肉完全向
外收缩，比如腕
屈肌，这需要腕
屈肌足够长。

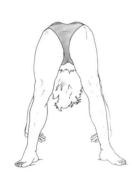

有些肌肉完全向内收
缩，比如臀部，就需
要它的拮抗肌足够长。

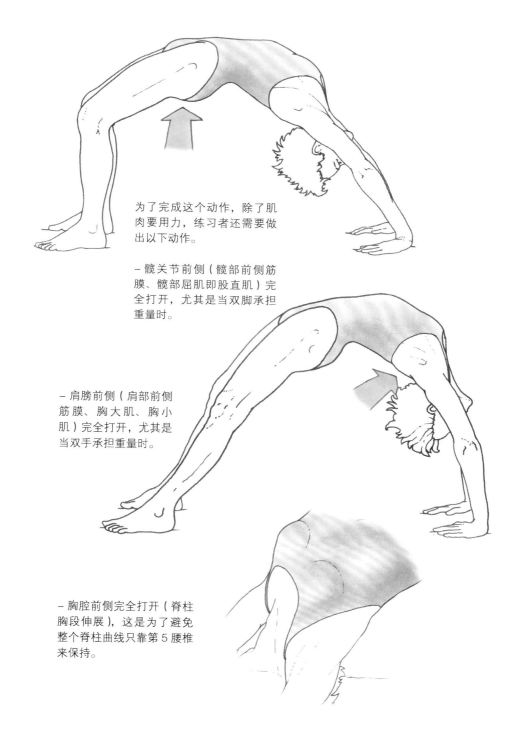

为了完成这个动作，除了肌肉要用力，练习者还需要做出以下动作。

– 髋关节前侧（髋部前侧筋膜、髋部屈肌即股直肌）完全打开，尤其是当双脚承担重量时。

– 肩膀前侧（肩部前侧筋膜、胸大肌、胸小肌）完全打开，尤其是当双手承担重量时。

– 胸腔前侧完全打开（脊柱胸段伸展），这是为了避免整个脊柱曲线只靠第5腰椎来保持。

如果这些区域肌肉的柔韧性不够，肌肉力量就会被全部用于对抗这些身体前侧的"阻碍"。因此，在做**桥式**之前，练习者最好提前锻炼这些区域肌肉的柔韧性。

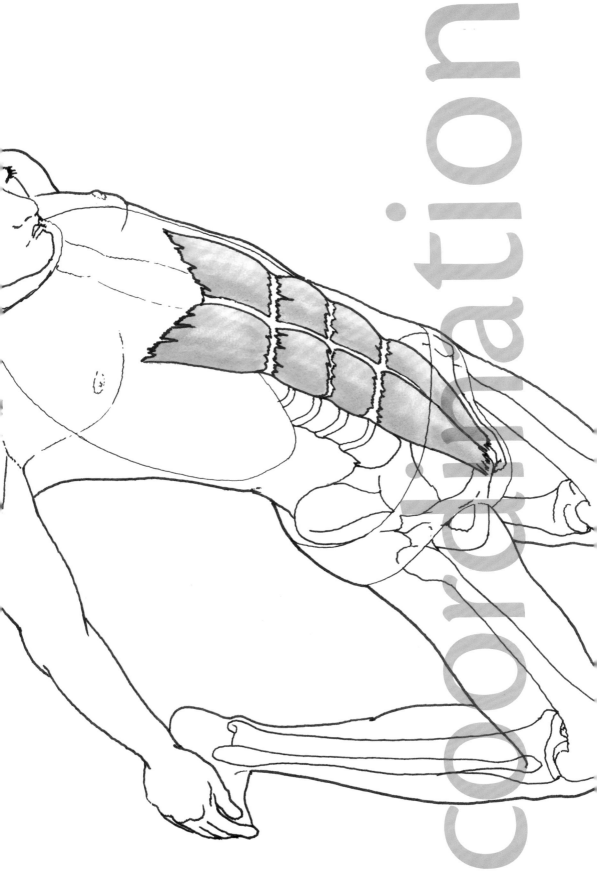

6

瑜伽体式中的肌肉配合

瑜伽练习的目的之一是保持姿势。练习者当然可以专注于呼吸、思考等，但同时，练习者也需要花时间调整身体各部位的位置，尽管有时这种调整是很微小的。

每个关节*处的肌肉都发挥着主动调整骨骼方向的作用，使骨骼产生运动记忆，养成习惯，以便骨骼在日后运动时可以立刻找到准确的方向。

通过这种方式，可以更加细化骨骼、关节的运动，使其更加准确、更加完整。

这与单纯的力量不同，骨骼和关节的运动记忆可以使它们根据需要提供一个合适的力量，再与肌肉的协同作用配合，以保证肌肉能够在不同的情景下发挥不同的功能：保护某个关节或神经，牵引骨骼，支撑身体，悬挂身体……

*这里的每个关节指的是为了运动而打开的关节。

这一章介绍了一些新的瑜伽体式。
在这些体式中，为保证运动的准确性，肌肉必须保持紧张。

9个主题清单：本章涉及的瑜伽体式

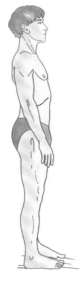

平衡身体前侧、后侧的肌肉：山式

山式是所有站姿体式的基础。练习者可以在站成山式之前前后晃动身体，体会如何将身体重量放在脚上。尝试几次之后，对这个体式会有不同的理解，肌肉会更加紧张或更加放松。

将身体作为一个整体
尝试只动脚踝，脚踝以上的身体部位尽量保持笔直不动。

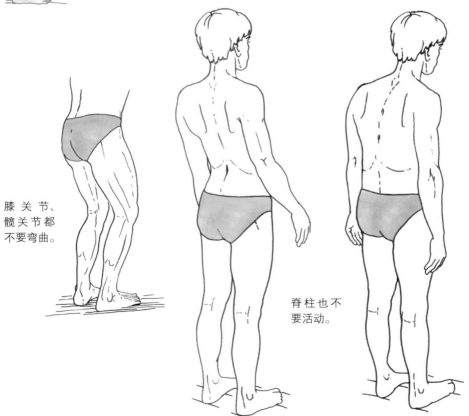

膝关节、髋关节都不要弯曲。

脊柱也不要活动。

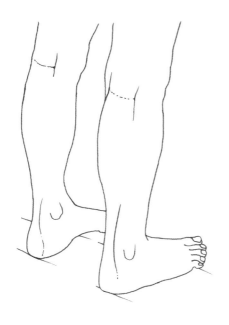

从两个角度理解"晃动"
– 身体重量如何放在脚
上，脚对此有何反应？

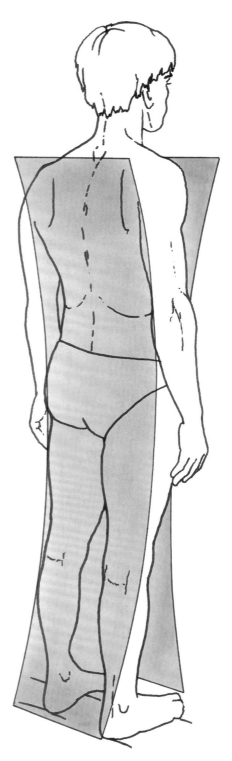

– 如何通过调动
肌肉使身体成为
一个整体？

先进行大幅度的晃动
身体尽量向远处倾斜，直到不能保持平衡为止。慢慢倾
斜身体，当身体倾斜至最远处时，停几秒。

身体后侧保持平衡
尽可能地向前倾斜身体。

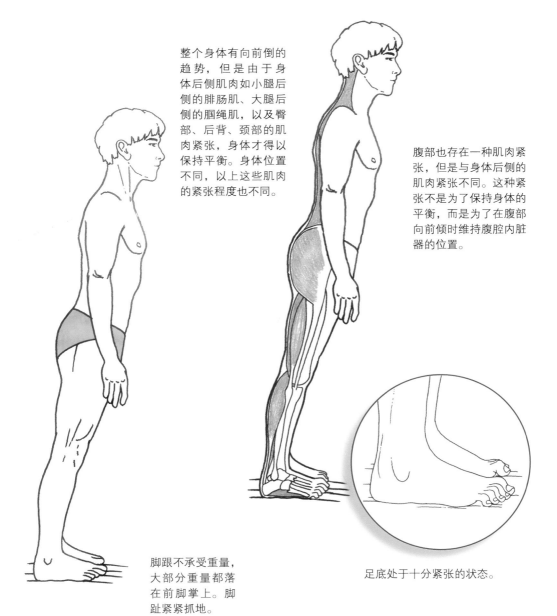

整个身体有向前倒的
趋势，但是由于身
体后侧肌肉如小腿后
侧的腓肠肌、大腿后
侧的腘绳肌，以及臀
部、后背、颈部的肌
肉紧张，身体才得以
保持平衡。身体位置
不同，以上这些肌肉
的紧张程度也不同。

腹部也存在一种肌肉紧
张，但是与身体后侧的
肌肉紧张不同。这种紧
张不是为了保持身体的
平衡，而是为了在腹部
向前倾时维持腹腔内脏
器的位置。

脚跟不承受重量，
大部分重量都落
在前脚掌上。脚
趾紧紧抓地。

足底处于十分紧张的状态。

回到原位，以更快的速度摇晃几次身体，在进行第二步之前，找到正确的紧张感。

身体前侧保持平衡
尽可能地向后倾斜身体（但不要弯腰），很快就会到达极限，因为身体后侧不像身体前侧一样有前脚掌的支撑。

感受身体重量落在脚跟上，甚至脚跟后侧。前脚掌是不受力的。脚趾有抬起的趋势。脚面处于紧张状态：整个脚面直到脚趾的肌腱凸出。

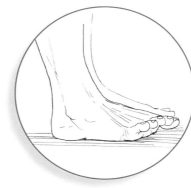

整个身体都处于向后倒下的极限位置，练习者通过身体前侧密集的肌肉紧张来保持平衡。

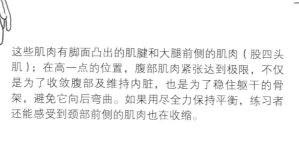

这些肌肉有脚面凸出的肌腱和大腿前侧的肌肉（股四头肌）；在高一点的位置，腹部肌肉紧张达到极限，不仅是为了收敛腹部及维持内脏，也是为了稳住躯干的骨架，避免它向后弯曲。如果用尽全力保持平衡，练习者还能感受到颈部前侧的肌肉也在收缩。

以上两种晃动都是极端的。做这两个练习是为了体会在这两种不同情况下肌肉的不同作用，这种前后晃动并不适用于山式。尝试在这两个位置之间找到一个更缓和、更轻微的晃动。

先恢复原位
通过几次晃动，找到中间位置。

找到一个舒适的后侧平衡位置
把身体 3/4 的重量放在脚跟上，1/4 的重量放在前脚掌上（脚趾不要受力）。

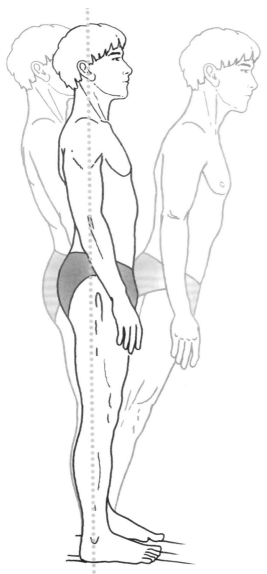

这个姿势可以让某些肌肉放松

– 足弓不承受重量，因为身体重量压在后脚掌的骨架上。
因此，支撑足弓的肌肉处于放松状态。

– 胫骨垂直于脚面，它的平衡几乎不需要任何肌肉紧张。胫骨上方的股骨与胫骨成一条直线。

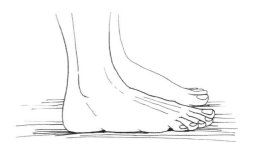

从肌肉的角度看，这个姿势十分"实惠"。因为在这个姿势中，练习者可以以最少的力量来保持身体直立。这对于长期站立的人来说十分省力。但此处的平衡不易保持，练习者有向后倒的趋势。为避免向后倒，脚后侧的骨骼需要调整，使骨与骨之间准确地叠搭。

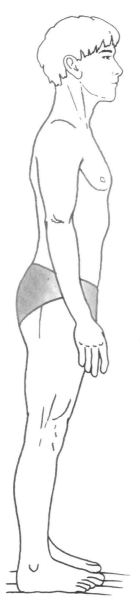

找到一个舒适的前侧平衡位置
把 1/2 的重量放在脚跟上，1/2 的重量放在前脚掌上。

此时肌肉的作用十分重要
－练习者给足弓压力，支持足弓的肌肉紧张。

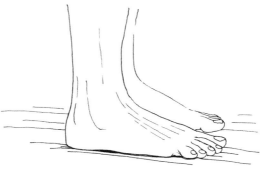

－胫骨不再与脚面垂直，而是有点倾斜。为了保持平衡，小腿三头肌收缩。这个姿势更加需要肌肉力量。
在这个姿势中，保持平衡更加容易：练习者可以稍稍向前或向后移动，后侧肌肉或多或少会收缩。
这个姿势不再是省力的姿势，而是肌肉稍稍紧张的姿势。

在**山式**中，练习者的摇晃幅度可以从最小慢慢加大，或是反过来，从最大慢慢减小。在这两个过程中的感受是不同的。姿势不同，平衡方式也不同：骨骼的平衡是微小、放松的；肌肉的平衡是紧张的。

练习者还可以在其他站姿体式中感受这样的肌肉活动：
树式、鹰式、舞者式……

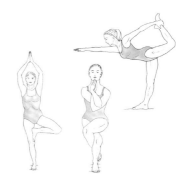

167

多裂肌紧张，加强动作：脊柱扭转式

脊柱扭转式有很多个变式，在这里，我们将观察那些使脊柱扭转的运动，但首先要注意的是，并不是脊柱各段均可以发生扭转。

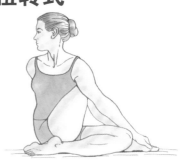

腰椎不能够扭转
从下至上观察躯干，介于骨盆与胸廓之间的腰部椎骨就是腰椎。

腰椎的形状为：各关节相互垂直嵌入，构成一段一段的圆柱体。这种结构可以使腰椎弯曲、伸展、前倾，但由于骨块隆起，形成一个挡板，使腰椎无法旋转。

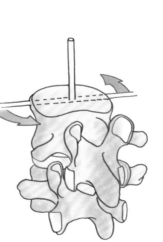

尽管T恤衫起皱，看似产生旋转，但是腰椎几乎不会发生扭转。

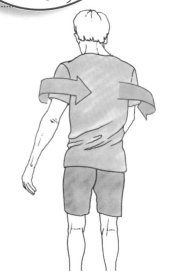

胸椎的扭转十分容易实现，尤其是下段胸椎

如果观察脊柱的上半部分（背部和胸廓所对应的脊柱），我们可以发现在后侧，关节的形状发生了变化：关节面并不阻碍椎骨扭转，反而有助于椎骨在椎间盘之间转动。

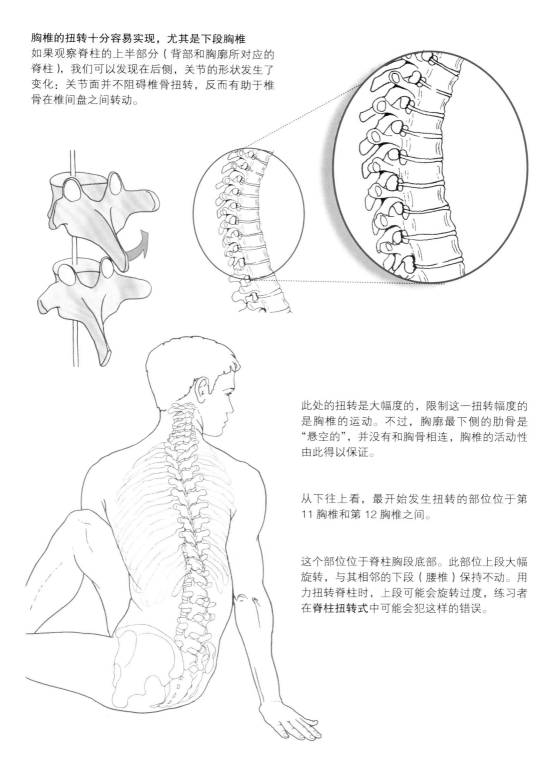

此处的扭转是大幅度的，限制这一扭转幅度的是胸椎的运动。不过，胸廓最下侧的肋骨是"悬空的"，并没有和胸骨相连，胸椎的活动性由此得以保证。

从下往上看，最开始发生扭转的部位位于第 11 胸椎和第 12 胸椎之间。

这个部位位于脊柱胸段底部。此部位上段大幅旋转，与其相邻的下段（腰椎）保持不动。用力扭转脊柱时，上段可能会旋转过度，练习者在**脊柱扭转式**中可能会犯这样的错误。

因此，不可忽视第 11 胸椎，不
能任其过度旋转，甚至需要限制
它的旋转运动。

想要控制其运动，练习者可以借
助与其旋转方向相反的肌肉，或
是背部脊柱两侧的深层肌肉，即
多裂肌（见《运动解剖书》第
73~74 页）的力量。

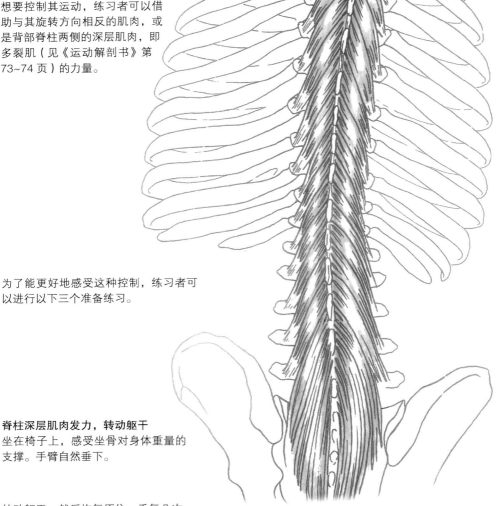

为了能更好地感受这种控制，练习者可
以进行以下三个准备练习。

脊柱深层肌肉发力，转动躯干
坐在椅子上，感受坐骨对身体重量的
支撑。手臂自然垂下。

转动躯干，然后恢复原位，重复几次。

找到不同的发力方式，或是手臂用力，或是肩膀用力，抑或是一侧身体用力。

然后感受用"转轴"——脊柱来发力：发力的肌肉位于深层，椎骨后侧。

停止转动

重新开始转动躯干，然后突然停止。这个过程也是同样的
肌肉（脊柱两侧的肌肉）在发力，以固定脊柱。

找到第 3 腰椎、第 11 胸椎

把手放在髋部，准确来说是髂嵴的位置，双手拇指相对所
指的位置就是第 3 腰椎。

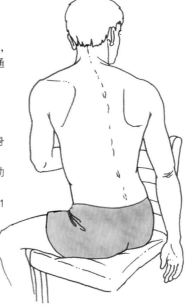

然后向上移一只手宽的
距离，就到达了第 1 腰
椎、第 12 胸椎的位置，
也就是腰椎与胸椎的
连接点。向上 1cm 处，
就是第 11 胸椎。

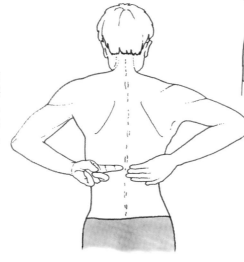

第 11 胸椎是练习时
需要关注的。

控制第 11 胸椎的回旋

用手用力摩擦第 11 胸椎，确定好它的位置。然后，转动躯干，
尝试从刚刚摩擦过的位置发力。再一次突然停止动作，这是通
过控制第 11 胸椎回旋（局部静态收缩）实现的。
练习者可以一边呼吸，一边保持这段椎骨固定不动。

被动扭转时主动控制第 11 胸椎回旋

侧坐在椅子上，椅背与右臂之间保留 10cm 的距离。左臂从身
体前方跨过，左手抓住椅背。
在这个牵引的过程中，躯干向右转动：这里的扭转并不是主动
的，而是被动的。
再做一次，左手抓椅背，做这个动作时要慢，尝试阻止第 11
胸椎的转动，脊柱的下部保持不动。
练习者往往不习惯这个动作，所以多练习几次。

股四头肌与臀大肌配合：战士一式

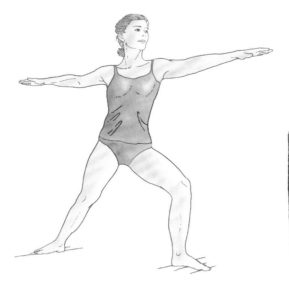

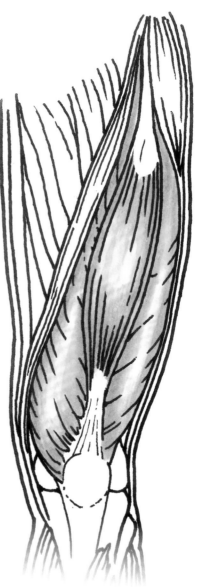

战士一式需要单腿屈膝站立。躯干、头部、手臂的重量大部分都落在一条腿上，这条腿的膝关节需要稍稍弯曲，但需要控制住，不能弯曲过度。

为了控制膝关节，就需要股四头肌（见《运动解剖书》第238页）的参与。

股四头肌是人体最大的一块肌肉，位于大腿前侧，由四部分（四个"头"）组成，四个头止于大腿的下端，形成一条肌腱。

这条肌腱穿过膝关节，止于胫骨上端。当我们跪坐时，会感受到一块骨性隆起。

在膝关节屈伸过程中，肌腱在膝关节处弯曲，会受到极大的摩擦力和压力，因此，膝关节处有一块"保护伞"——髌骨。股四头肌的运动与髌骨密不可分，髌骨就像镶嵌在肌腱中一样。

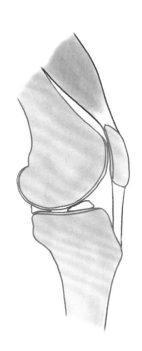

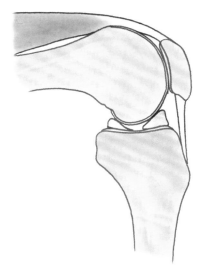

髌骨的深层被软骨覆盖，将髌骨与股骨分隔开。覆盖着软骨的地方代替肌腱承受压力，为了保持压力平衡，在运动过程中，髌骨要始终保持在膝关节的中间位置。

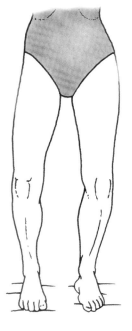

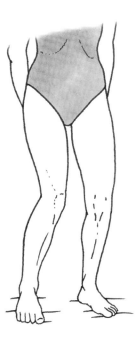

然而，在练习过程中，当腿部弯曲时，练习者常常不能保证腿部各块骨头正确对齐，排成直线。髋关节、膝关节、踝关节往往形成一个"之"字。

这会损伤髌骨，使脚不能处于正确的位置，而脚需要在内旋与外旋间取得平衡。

因此，腿部弯曲成一条怎样的线是**战士一式**练习的关键点。

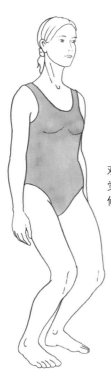

从一个简单练习开始——弯曲两个膝关节

双脚平行，稍稍屈腿，当感觉受到脚跟要离开地面的时候就不要再屈腿了。

观察两个膝关节与脚的相对位置。

脚的内侧歪向地面。

膝关节在脚的内侧
这时候，髌骨不再位于膝关节的中间位置，而是被推到外侧。虽然只是轻微移动，但是已经足以让股四头肌中的外侧肌肉用更多的力，从而对这一侧的软骨造成不必要的压力。

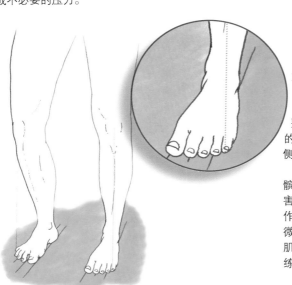

重建平衡
为了调整这个趋势，首先，练习者可以尝试"矫枉过正"，即将膝关节调整到脚的外侧。但在这种情况下，脚的位置还是不正确：外侧歪向地面，内侧离开地面。

髌骨被挤向膝关节内侧（这对髌骨的损害比上一个动作要小）。为了完成这个动作的调整，练习者的大腿和膝关节会稍微转向外侧，这需要臀部肌肉——臀大肌的参与。
练习者可以感受到臀部后侧的收缩。

174

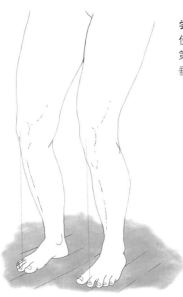

尝试使膝盖与脚面垂直
使膝关节位于与脚面垂直的位置，
第2个脚趾与膝关节的连线与地面
垂直。

髌骨位置正确
髌骨位于膝关节的中间位置，既不向外也不向内。
股四头肌的内侧和外侧肌肉达到平衡。

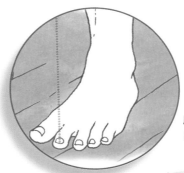

脚的位置正确
内侧、外侧受力均等。

这个动作也可以由臀大肌完成，但是臀大肌的紧张感不
如股四头肌的紧张感剧烈。

臀大肌的紧张程度决定了股骨的方向，由此可以调整腿
部各块骨头的位置（这个过程可能还有其他肌肉的配合，
我们就不在此讨论了）。

尝试脚尖分开，转动双脚，形成"V"字（像**战士一式**中
前脚的姿势）。这个姿势从髋部发力，髋部外旋。

> **注意：** 如果双脚平行站立，足部外旋，
> 练习者常常会失去平衡。在做这个体式
> 时，练习者可以让膝关节正对着第2脚
> 趾，髌骨既不偏向脚内侧，也不偏向脚
> 外侧。然后再靠臀大肌来做这个动作。

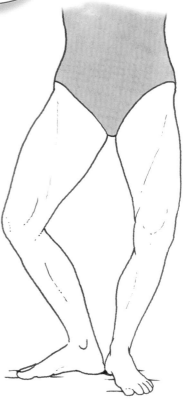

最后，在**战士一式**中实现一条腿各块骨头正确对齐，另一条
腿弯曲。

调整股四头肌的运动，保护髌骨：
战士一式、二式

在**战士式**中，无论是一式还是二式，练习者都是两脚着地，但由于重心所在位置不同，二者会有很大差别。这一部分将根据股四头肌不同的动作角度，再次讨论弯曲腿的髌骨。

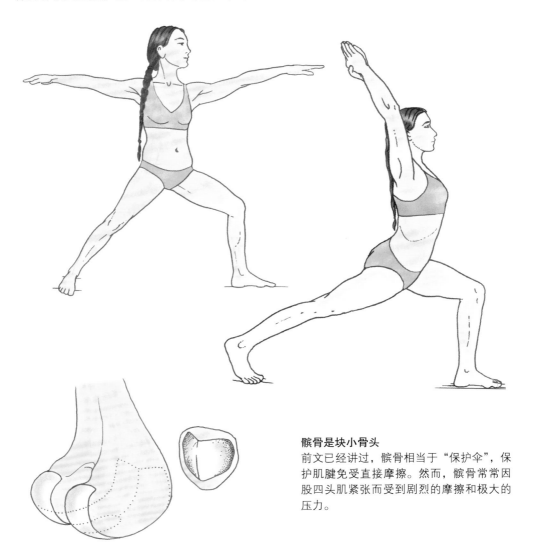

髌骨是块小骨头
前文已经讲过，髌骨相当于"保护伞"，保护肌腱免受直接摩擦。然而，髌骨常常因股四头肌紧张而受到剧烈的摩擦和极大的压力。

髌骨有时可移动

为了感受髌骨的运动，练习者可以坐在地板上，膝关节在体前伸直。一只手放在身体后方支撑身体，骨盆被动向后转动。

另一只手放在膝关节上，向膝关节外侧或膝关节内侧缓慢地滑动髌骨。髌骨的动作幅度十分微小，由此可以看出它的活动是受限的。

在这个时候，股四头肌没有收缩，髌骨是自由的，不会被压紧。

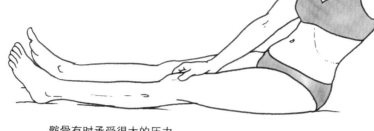

髌骨有时承受很大的压力

站立，膝关节稍稍弯曲。练习者如果这时把手放在髌骨上，可以发现它是无法滑动的，就连小幅度的运动都受到了阻碍，在站立时，髌骨不能自由移动，因为此时股四头肌紧张以稳定膝关节。

重点：髌骨抵着股骨，因此髌骨承受了很大的压力。

大部分人可以承受这个压力，因为这个压力位于厚厚的软骨层上；但是对于膝关节脆弱的人来说，这就是一个问题。因此，通常来讲，最好能找到可以减小髌骨压力的姿势。

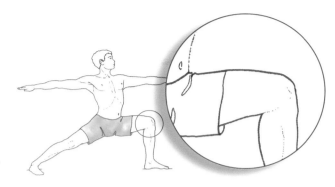

在战士一式中，膝关节弯曲成直角
膝关节弯曲不要超过 90° ，这一
点在**战士一式**中总被提及。

其原因与髌骨被压紧有关。
练习者可以通过一个实验来理解。

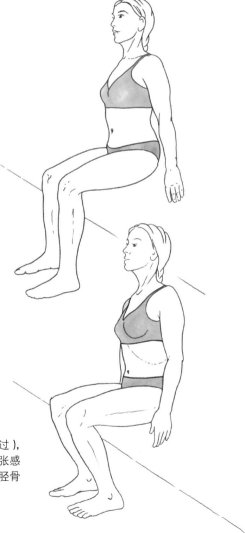

背靠墙，膝关节弯曲成 90°
此时胫骨是垂直于地面的。保持这个姿势，过一会儿，
练习者会感受到大腿前侧股四头肌的紧张，它可以阻止
膝关节进一步弯曲。股四头肌作用于垂直的胫骨，胫骨
本身是稳定的，就像一根保持平衡的小木桩。

脚向墙的方向移动
这时候膝关节弯曲超过 90° ，胫骨不再是垂直于
地面的。

此时股四头肌紧张不仅仅是为了稳定膝关节（上文提过），
还为了使胫骨稳定，避免胫骨向前倾倒。股四头肌的紧张感
更加强烈，施加在髌骨上的压力也就更大。因此，保持胫骨
垂直有助于减少髌骨的压力。

弯曲超过 90°，过度拉紧
还有一个让弯曲腿保持直角的原因，那就是与 90° 相比，膝关节弯曲的幅度越大，股四头肌被拉伸得越剧烈。

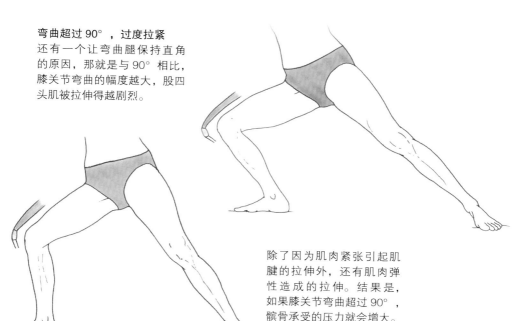

除了因为肌肉紧张引起肌腱的拉伸外，还有肌肉弹性造成的拉伸。结果是，如果膝关节弯曲超过 90°，髌骨承受的压力就会增大。

把重心分在两条腿上以减轻弯曲腿的负担
为什么有时候膝关节弯曲会超过 90° 呢？当练习者过多地把躯干重量压在弯曲腿上时，或者说，当练习者没能把一定的重量放在另一条腿（伸直腿）上时，膝关节弯曲就会超过 90°。

刚开始练习时，很容易犯这个错误，而且膝关节通常会不断地加大弯曲角度。

因此，练习者应该把躯干重量放在两条腿上。

为了做到这一点，在弯曲膝关节之前，练习者需要先感受两腿之间的分离感，然后尝试轻松地分配重心。
这个过程因人而异。正确的感觉应该是弯曲腿把一部分重量传到伸直腿，而非控制膝关节的弯曲：练习者将躯干的重量往伸直腿的方向推时，两条腿协同作用，形成了一个力。这时候，对髌骨的压力就减到了最小。

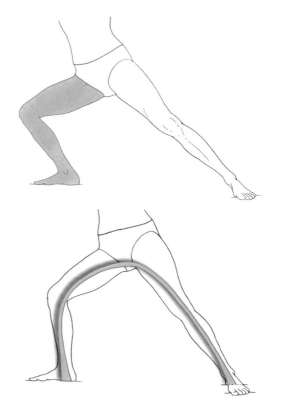

通过脚踝侧面肌肉平衡脚后跟：鹰式、树式

脚后跟这块骨头叫作跟骨，是一块值得讨论的骨头。有时，练习者要学会如何才能让跟骨两侧不沾地；有时，练习者要稳定跟骨两侧，尤其是为了在站姿体式中保持平衡，比如**鹰式**和**树式**。

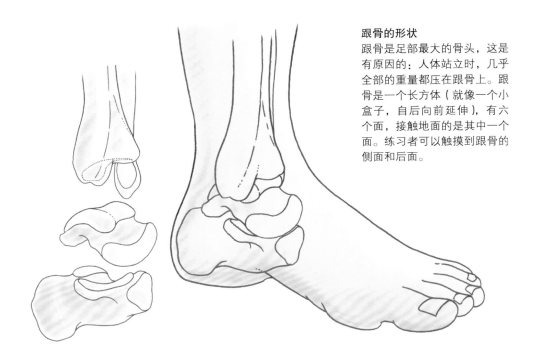

跟骨的形状
跟骨是足部最大的骨头，这是有原因的：人体站立时，几乎全部的重量都压在跟骨上。跟骨是一个长方体（就像一个小盒子，自后向前延伸），有六个面，接触地面的是其中一个面。练习者可以触摸到跟骨的侧面和后面。

从背面观察脚跟
最简单的方法是观察另一个人，也可以在镜子中观察自己。练习者双脚站立，观察脚跟后侧的形状。

从后面看，跟骨类似于竖直的椭圆形，椭圆的下部有些平，贴在地面上。椭圆的上部延伸至跟腱，跟腱与腓肠肌相连，整个像一个沙漏（见下页图）。

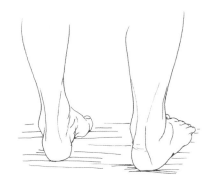

尝试开始两个动作

如果跟骨倒向内侧，"椭圆形"可能会发生倾斜，我们称之为内旋。

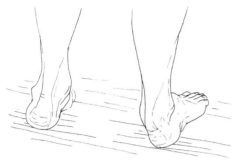

"椭圆形"发生倾斜也可能是因为跟骨倒向外侧，我们称之为外旋。

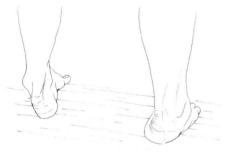

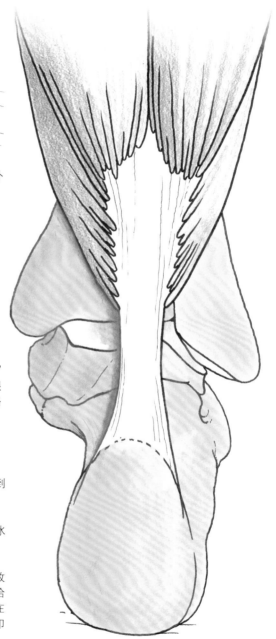

在这两种情况下，跟腱并没有随着"椭圆形"的倾斜而延长，而是与其形成一个角度。足跟看起来是变形的。这对脚掌和跟骨上面的骨骼都有影响。

确认脚跟的中央位置

找到脚跟的中央位置，离开中央位置，再回归到中央位置。

尝试用脚跟的中央位置保持平衡，就像穿着滑冰鞋，需要使冰刀始终保持与冰鞋垂直。

为了更好地找到这个感觉，练习者可以在脚下放一根铅笔，它会在脚底留下一个印记。然后，给双脚"加重量"：把身体几乎全部的重量都放在双脚上，这样脚底会被铅笔硌出一道清晰的印记，从而方便观察脚跟的中央位置。

在鹰式中

过渡到内旋姿势，脚跟向内倾斜，然后再回到中央位置。做这个动作时，
练习者可以感受到脚踝下方、脚后侧的肌肉从内侧开始运动。参与运动
的肌肉主要是以下几块（见《运动解剖书》第 290~291 页）。

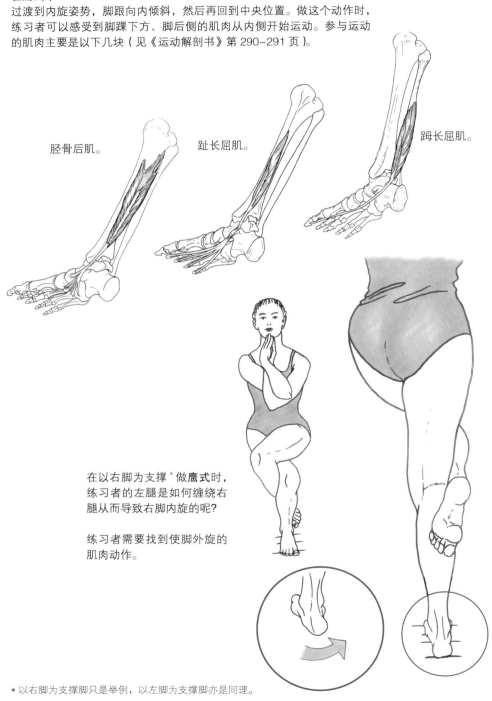

胫骨后肌。

趾长屈肌。

踇长屈肌。

在以右脚为支撑*做**鹰式**时，
练习者的左腿是如何缠绕右
腿从而导致右脚内旋的呢？

练习者需要找到使脚外旋的
肌肉动作。

* 以右脚为支撑脚只是举例，以左脚为支撑脚亦是同理。

在树式中

重新回到双脚站立的姿势，双脚外旋，脚后跟倒向外侧，然后尝试恢复到中央位置。做这个动作时，练习者可以感受到踝关节外侧和脚外侧的肌肉做内旋运动。

参与运动的肌肉是腓骨长肌（见《运动解剖书》第 288 页）。腓骨长肌覆盖在腓骨上，其肌腱延伸至脚踝外侧，止于脚的侧面。

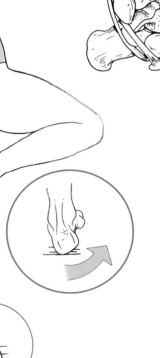

练习者以左脚为支撑做**树式**时，右脚给左腿一个推力，使得左脚外旋。练习者可以通过腓骨肌的运动来使脚跟居于中央位置。

183

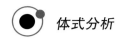

三头肌紧张以保护膝关节筋膜：三角式

在三角式中，脊柱倾斜、扭转、弯曲，躯干大幅度偏移。

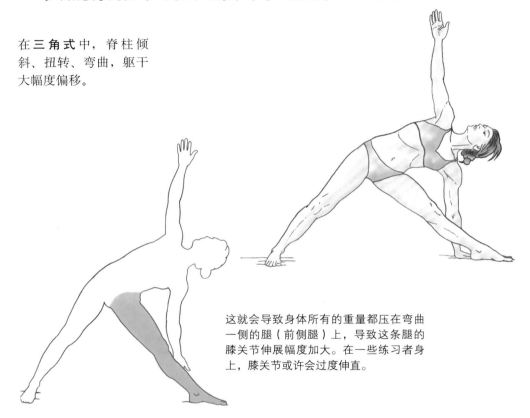

这就会导致身体所有的重量都压在弯曲一侧的腿（前侧腿）上，导致这条腿的膝关节伸展幅度加大。在一些练习者身上，膝关节或许会过度伸直。

为了了解整个过程，我们来回顾一下膝关节的解剖学特点：膝关节连接人体最长的两块骨头——股骨和胫骨。站立时，这两块骨头一块在上、一块在下，相互支撑，保持稳定的平衡。

膝关节由关节囊和筋膜固定。膝关节可以做大幅度的运动：弯曲角度最大可达 175°，然后恢复至股骨、胫骨成为直线，即伸膝关节。这两个过程都需要关节囊和筋膜稳定膝关节。

关节囊和髁状壳
关节囊是一个纤维套（就像护膝一样），包裹着关节，它的皱襞结构有助于关节的运动。
关节囊的后侧很厚，形成了"髁状壳"，这有力地强化了关节囊。
当膝关节伸展时，关节囊和髁状壳收缩，防止膝关节过度伸直。
关节囊和髁状壳是防止膝关节过度伸直的重要结构。

交叉韧带

这些韧带于膝关节的中心相互交错。

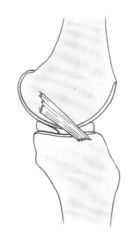

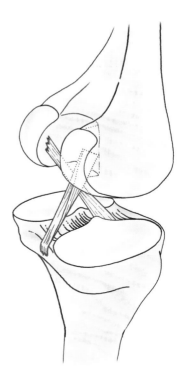

前交叉韧带防止胫骨向前滑。

后交叉韧带防止胫骨向后滑。

由于交叉韧带的作用，胫骨和股骨永远不会发生位置的偏移。它们的整体性十分重要，尤其是在站立和膝部剧烈、快速活动时。

膝关节过度伸展

膝关节伸展时，交叉韧带被拉伸（正常拉伸），从而阻碍伸展。但是有时候膝关节会过度伸展，交叉韧带就会产生更强烈的拉伸感。

如果膝关节过度伸展，交叉韧带可能会被拉紧、受损害，因为它们的弹性并不大，如果超过一定限度，就会造成扭伤。

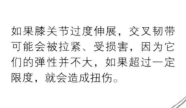

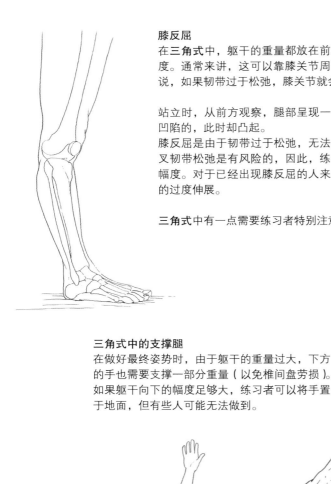

膝反屈

在**三角式**中，躯干的重量都放在前腿上，可能会加大膝关节的伸直程度。通常来讲，这可以靠膝关节周围的辅助结构来控制。对某些人来说，如果韧带过于松弛，膝关节就会过度伸展，也就是膝反屈。

站立时，从前方观察，腿部呈现一个凹角。关节后方（腘窝）本该是凹陷的，此时却凸起。

膝反屈是由于韧带过于松弛，无法控制膝关节的过度伸展造成的。交叉韧带松弛是有风险的，因此，练习者不应该突然增大膝关节伸展的幅度。对于已经出现膝反屈的人来说，就更不应该使膝关节产生被动的过度伸展。

三角式中有一点需要练习者特别注意：控制膝关节的伸展幅度。

三角式中的支撑腿

在做好最终姿势时，由于躯干的重量过大，下方的手也需要支撑一部分重量（以免椎间盘劳损）。如果躯干向下的幅度足够大，练习者可以将手置于地面，但有些人可能无法做到。

练习者可以把手放在前侧腿上。如果手放在胫骨上方，那么手给膝关节的推力就会增大膝关节的伸展。对于已经出现膝反屈的练习者，不建议用这种方式。

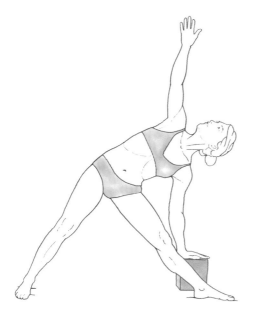

接下来我们看看其他的方法。

另一种支撑
在身体弯曲幅度不大的情况下，练习者可以在手下方放置一个支撑物（如瑜伽砖）来支撑躯干重量。

分一部分重量在后侧腿上
练习者可以尝试保留一部分重量在后侧腿上。这可以减轻前侧腿膝关节的负重，缓解膝关节过度伸展的趋势。

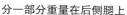

让膝关节紧张起来
练习者可以通过收缩膝关节伸肌的方式来避免膝关节过度伸展。练习者可以在前侧脚下垫一个小支撑物（如垫块、叠好的纸等），然后把重量放在这个小支撑物上。

拿走支撑物之后，练习者可以再次寻找同样的感觉。找到感觉后就可以保持膝关节后侧紧张，也就不会造成膝关节过度伸展了。
注意：这个动作是很轻微的，整条腿不该有抖动、抽搐的情况。

两块肌肉选其一以固定骨盆位置：半桥式

在**半桥式**中，离地面越高，骨盆就越不稳定。两块肌肉（其实是左右两侧的两组肌肉）都可以稳定骨盆，但是方式不同。

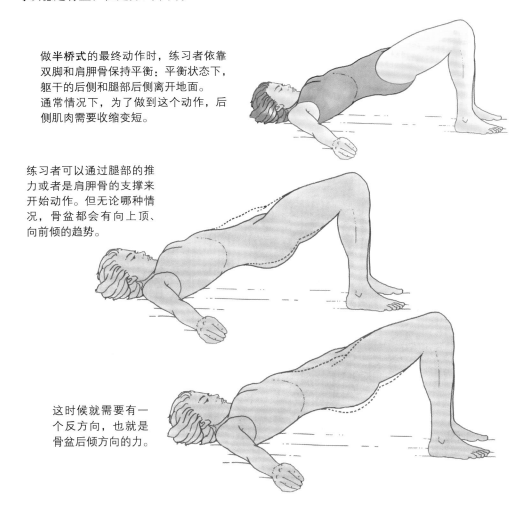

做**半桥式**的最终动作时，练习者依靠双脚和肩胛骨保持平衡：平衡状态下，躯干的后侧和腿部后侧离开地面。通常情况下，为了做到这个动作，后侧肌肉需要收缩变短。

练习者可以通过腿部的推力或者是肩胛骨的支撑来开始动作。但无论哪种情况，骨盆都会有向上顶、向前倾的趋势。

这时候就需要有一个反方向，也就是骨盆后倾方向的力。

这里首先需要回顾一下骨盆的前倾和后倾运动，可参见第 94 页，在介绍**拐杖式**拉伸腘绳肌时有骨盆前倾、后倾的讲解。但是，此处的情况完全不同。

移动骨盆和腰部

刚开始练习时，练习者可以观察到，骨盆轻松自如地运动。背部着地躺下，膝关节和髋关节弯曲，脚掌着地（这个姿势称为"准备姿势"）。在骨盆下方垫一个小软垫，以免骨盆和地面直接接触，影响骨盆运动。

此时感受骶骨轻微的弧度，然后向脚的方向慢慢顶骶骨，将身体重量放在尾骨上。这个运动（躺姿的前倾）使得腰部区域凹陷，我们称之为脊柱前凸。

然后做相反方向的动作（后倾）。脊柱前凸渐渐消失，脊柱贴地面。练习者可以把手放在腰部下方来感受这个过程。

将以上这两个运动重复几次。你也可以从腰部开始进行这个动作。比如，当腰部区域凹陷时，骨盆的支撑点在尾骨上；而当尾骨贴于地面时，腰部区域自然是凹陷的。

两种方式后倾

现在只做后倾的动作（腰部贴地），尝试用不同的方式、不同的肌肉来练习。

（1）首先，做好"准备姿势"。用脚稍稍推地，然后感受臀部对骨盆的作用力。在这种情况下，是臀肌作用于骨盆使其向后运动的，之后的动作中，也是臀肌将其抬起的。
尝试只用臀肌发力，尽管刚开始练习时，其他肌肉也在用力。

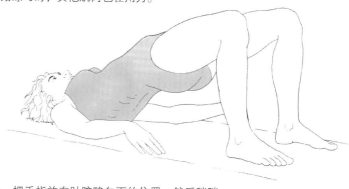

（2）仍然从"准备姿势"开始。把手指放在肚脐略向下的位置，然后稍稍抬起头部。感受手指下方的腹部肌肉（腹直肌）紧张。头部回到地面。
尝试用腹直肌向肚脐方向牵引骨盆：这也是一种后倾，但是与第一种不同。这一次后倾是靠腹肌发力，臀肌是放松的。腹直肌作用于骨盆的前侧，而臀肌作用于骨盆的后侧。

现在来做**半桥式**，练习者可以通过不同的
肌肉来发力。

臀肌带动骨盆运动的半桥式
如果练习者通过收缩臀肌来抬高身体，腹
部和胸廓区域就是放松的，可以自由呼吸。

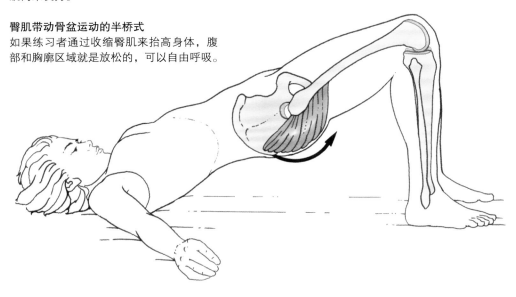

但在这个动作中有个矛盾，
臀部的运动从后侧锁住了
髋关节，而另一块肌肉
（位于髋关节和大腿前侧的
股直肌）会被拉伸，从前
侧压制髋关节，这样会使
半桥式更难完成。如果髋
关节的软骨很脆弱，**半桥
式**的姿势就很难保持。

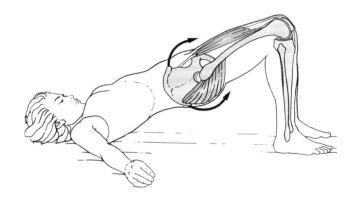

因此，为**半桥式**做准备练习时，练习者有必要拉伸股直
肌（见第 116 页），或是先做一些拉伸髋关节前侧的体
式，比如**弓式**、**眼镜蛇式**或者**战士二式**。这是为了"解
锁"髋关节的前、后侧。

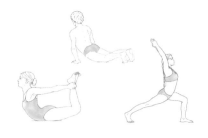

腹直肌带动骨盆运动的半桥式

如果腹直肌紧张，髋关节就会十分轻松，对于髋关节脆弱或髋关节疲劳的练习者来说是有益处的。但是在这种情况下，躯干前侧就会十分僵硬，呼吸就会受阻。

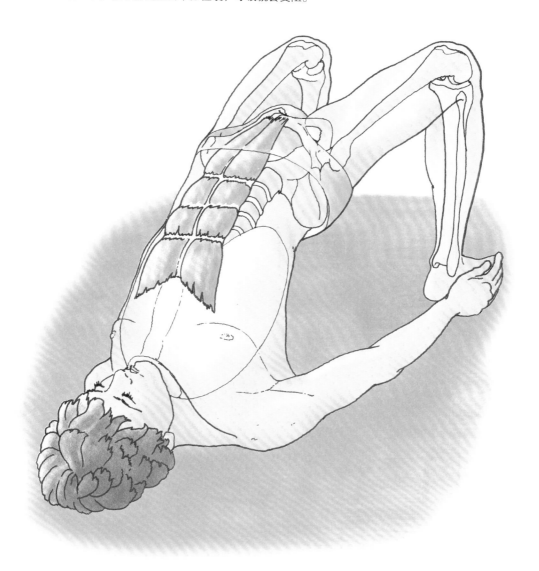

只有在做**半桥式**的过程中才会出现这个问题，所以这个问题并不太严重。
练习者可以在做**半桥式**之前做一些胸腔运动的体式来练习呼吸，比如**鱼式**。

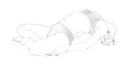

当练习者可以很好地运用这两种肌肉发力时，就可以让这两部分肌肉共同参与运动，在练习过程中互相补充。

降低肱骨头：眼镜蛇式

在**眼镜蛇式**中，练习者腹部贴地，趴在地面上，手臂伸直，手掌按在地面上，向上撑起躯干。骨盆不与地面接触，上半身大部分是悬空的。

要完成这个体式，需要一个"推"的动作，这个推的动作有三个不同的层次。

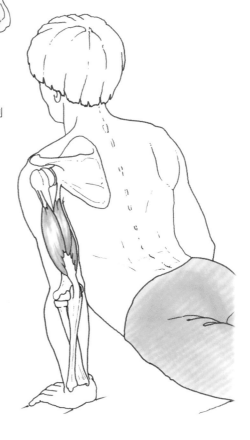

第一层是手肘发力负责手臂伸直

手臂伸直时，练习者可以感受到手臂后侧肱三头肌紧张。

如果手肘过于放松，手臂可能会有过度伸展的趋势。

在这种情况下，手臂就是进行骨对骨的"叠搭"，肱三头肌没有参与运动。尽管手肘缺少肌肉力量控制，练习者还是可以做出**眼镜蛇式**。只是如果手臂伸展幅度过大，练习者需要想办法控制手肘。

第二层是肩膀保持低位

躯干的重量使胸腔相对肩胛骨的位置急剧下降，练习者会有一种耸肩的感觉，肩膀想向上运动，直到耳侧。

对于这种躯干的滑动，练习者需要尽量放下肩胛骨，只凸显伸长的颈部。这是由前锯肌（尤其是其下部的肌纤维，见《运动解剖书》第 120 页）和斜方肌（见《运动解剖书》第 124 页）实现的，这两块肌肉以协同 – 对抗的机制工作，抬起躯干的同时，降低肩膀。

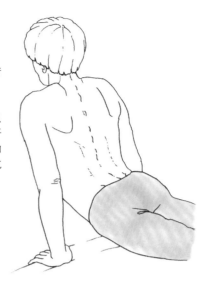

第三层是手臂上部和肩胛骨拉开距离

这是个很小的区域，时常会与第二层混淆。这一层不是相对胸腔降低肩胛骨，而是相对肩胛骨降低手臂。

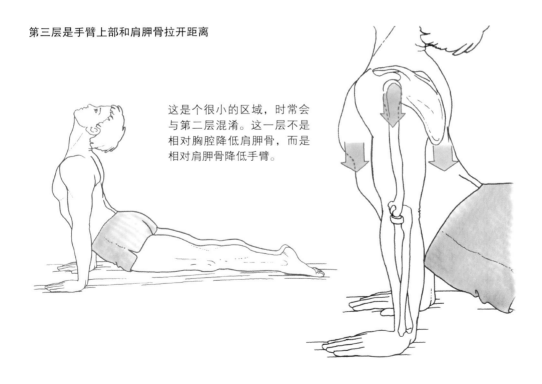

躯干和头部（身体的重要部位）的重量都落在肱骨上，顶端的肱骨头扮演着重要角色。躯干越压着手臂，就越像活塞一样被向肩峰方向推。

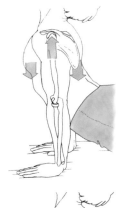

在肩峰、肱骨头以及两者中间的肌腱、运动时避免与肩峰发生摩擦的滑液囊（这些结构在第 72 页三角肌部分有相关讲解）之间存在一个很大的压力。

这个压力不是由肌肉，而是由身体的重量造成的，因此，放松三角肌也无济于事。

练习者需要做的，是尽可能地主动降低肱骨头。

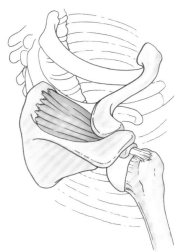

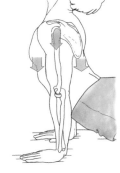

练习者可以借助所有使肱骨头向下运动的肌肉。

后侧
– 小圆肌。小圆肌始于肩胛骨，止于肱骨上部，主要负责肩部的外旋，运动过程中会降低肱骨。
– 背阔肌。背阔肌始于骨盆，止于肱骨上部，对降低肱骨有重要作用。

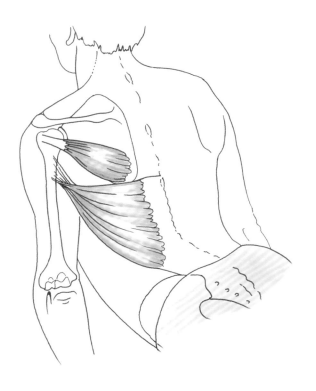

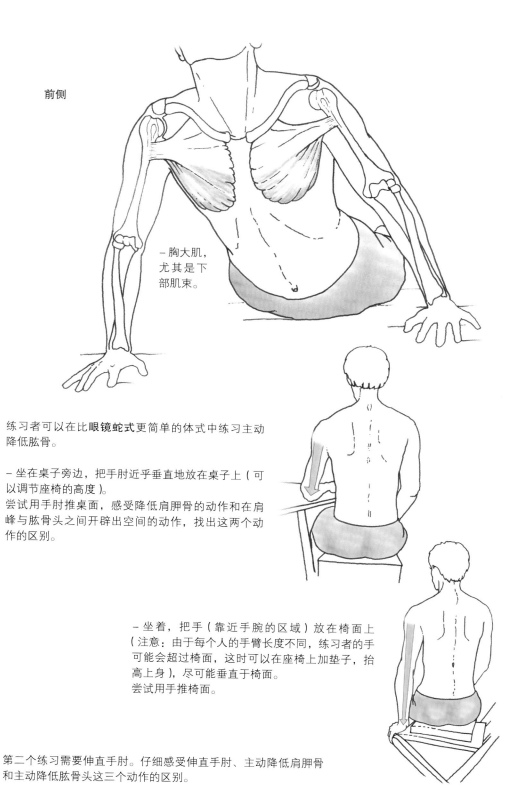

前侧

－胸大肌，
尤其是下
部肌束。

练习者可以在比**眼镜蛇式**更简单的体式中练习主动
降低肱骨。

－坐在桌子旁边，把手肘近乎垂直地放在桌子上（可
以调节座椅的高度）。
尝试用手肘推桌面，感受降低肩胛骨的动作和在肩
峰与肱骨头之间开辟出空间的动作，找出这两个动
作的区别。

－坐着，把手（靠近手腕的区域）放在椅面上
（注意：由于每个人的手臂长度不同，练习者的手
可能会超过椅面，这时可以在座椅上加垫子，抬
高上身），尽可能垂直于椅面。
尝试用手推椅面。

第二个练习需要伸直手肘。仔细感受伸直手肘、主动降低肩胛骨
和主动降低肱骨头这三个动作的区别。

斜角肌配合：锁骨式吸气

瑜伽体式要求颈部既柔软又有力，为达到这个要求，就需要斜角肌的参与。但是，斜角肌在运动中经常会变形。

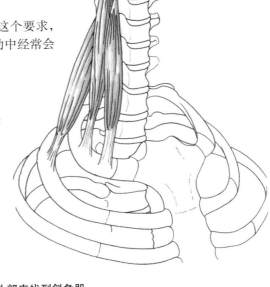

位于颈部两侧的斜角肌
在颈部的左、右两侧各有三块（前、中、后）斜角肌，覆盖在颈椎两侧，从脊椎直到第1颈椎。注意：斜角肌未覆盖头部。

通过向一边倾斜头部来找到斜角肌
坐在椅子边缘，双脚稍稍分开，轻轻把手指放在颈部两侧稍微靠下的位置。手指不要用力，只是轻轻地放在颈部，感受内部的肌肉活动。

头部慢慢向右倾斜，躯干和颈部保持竖直，就像一个不倒翁。手指可以感受到左侧颈部肌肉变硬，这是斜角肌为避免右侧颈部下降而收缩。练习者可以在左侧重复同样的练习。

斜角肌就像颈椎的"桅杆"，如果颈部向右倾斜，斜角肌会阻碍颈部向右倾斜的运动，把它拉住。另一个方向也是同样的。斜角肌无时无刻不在控制着颈部两侧的运动。

作为吸气肌的斜角肌

练习者也可以从侧面观察斜角肌的运动。把你的左手手掌放在右侧锁骨上。通过吸气使这个区域抬高，这个过程中，斜角肌抬高了第1、第2颈椎。

斜角肌和胸小肌是锁骨式吸气的主角。

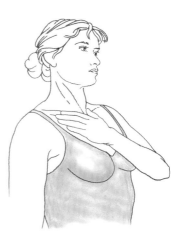

但是为了第1、第2颈椎能够被顺利抬起，需要斜角肌先固定好颈椎。

否则，斜角肌紧张时，颈椎会向下、向前。

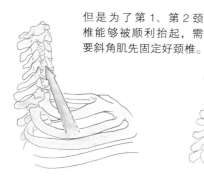

颈部运动与短斜角肌

某些练习者的斜角肌很短，却可以拉长颈部，尤其是站立时（比如**山式**）；颈部的下部是向前伸的，头部不是在胸廓的上部，而是在胸廓前部。

在**尸躺式**中，如果没有支撑物，练习者很难将头完全贴在地面上，如果练习者想完成这个动作，头就要向后仰。

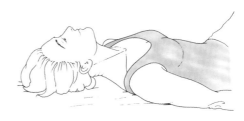

那么就面临这样一个难题，努力将颈部保持成直线是没有必要的。练习者应该顺应自身颈部的结构，在头部下方放置支撑物，经过几周或是几个月的拉伸练习，慢慢拉长斜角肌。

以下两个练习可以帮助拉长斜角肌。

颈部贴地拉伸斜角肌

躺下，在头部下方放一块小垫子，用手轻轻拉头部，停住几分钟，颈部得到被动拉伸。

通过扭转拉伸斜角肌

手握住头部，从一侧到另一侧缓慢地转动头部。扭转头部使斜角肌得到拉伸。

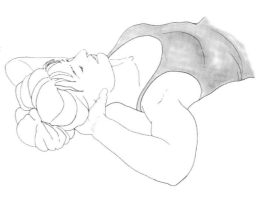

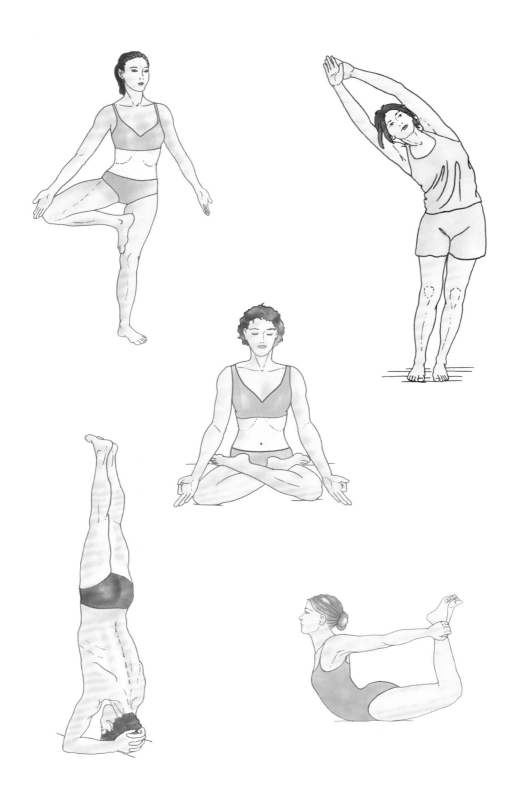